# Prädiabetisches Kochbuch für Anfänger 2024

Umfassender Leitfaden zur Umkehr und Behandlung von Prädiabetes, gesunde Ernährungspläne und Lebensstiltipps zur Kontrolle des Blutzuckers und zur Verbesserung der Gesundheit.

**Dr. Sarah Matthews**

# Prädiabetisches Kochbuch für Anfänger 2024

## Eine herzliche Dankesnote

Lieber Leser,

Während Sie sich auf die Reise durch die Seiten des „Prädiabetiker-Kochbuchs für Anfänger 2024" begeben, möchte ich mir einen Moment Zeit nehmen, um meine tiefste Dankbarkeit für Ihre Anwesenheit hier auszudrücken. Ihre Entscheidung, Ihre Zeit und Aufmerksamkeit in die Aufklärung über Prädiabetes zu investieren, spricht Bände über Ihr Engagement für Ihre Gesundheit und Ihr Wohlbefinden, und dafür bin ich wirklich dankbar.

Sich in der Komplexität von Prädiabetes zurechtzufinden, kann eine entmutigende Aufgabe sein, aber mit Wissen und Verständnis als Verbündeten sind wir besser für die Herausforderungen gerüstet, die vor uns liegen. Indem Sie sich entschieden haben, sich über Prädiabetes zu informieren, haben Sie einen proaktiven Schritt unternommen, um sich selbst in die Lage zu versetzen, fundierte Entscheidungen zu treffen und die Kontrolle über Ihre Gesundheit zu übernehmen – eine Entscheidung, die es verdient, gefeiert und gelobt zu werden.

Ich hoffe, dass Sie beim Durchblättern dieses Buches Inspiration, Ermutigung und praktische Anleitung finden, die Sie auf Ihrem Weg zum Wohlbefinden unterstützt. Ganz gleich, ob Sie neu an Prädiabetes erkrankt sind oder sich einfach nur für einen gesünderen Lebensstil entscheiden möchten: Seien Sie sich darüber im Klaren, dass Sie nicht allein sind. Gemeinsam können wir die Höhen und Tiefen von Prädiabetes mit Anmut, Belastbarkeit und Entschlossenheit meistern.

Nochmals vielen Dank für Ihre Anwesenheit hier. Ihr Engagement für Ihre Gesundheit ist ein Beweis für Ihre Stärke und Widerstandsfähigkeit, und es ist mir eine Ehre, Sie auf dieser Reise zu begleiten.

Mit tiefster Dankbarkeit,

Dr. Sarah Matthews.

# Copyright © 2024 von Dr. Sarah Matthews

# Prädiabetisches Kochbuch für Anfänger 2024

## Inhaltsverzeichnis

# Prädiabetisches Kochbuch für Anfänger 2024

- Desserts ohne schlechtes Gewissen, um Ihre Naschkatzen zu befriedigen

- Smart Swaps für Ihre Lieblingsleckereien

**Kapitel 9: Lifestyle-Tipps zur Behandlung von Prädiabetes**

- Integrieren Sie körperliche Aktivität in Ihre Routine

- Techniken zur Stressbewältigung

- Verbesserung der Schlafqualität für eine bessere Blutzuckerkontrolle

**Kapitel 10: Fortschritt überwachen und Ihren Plan anpassen**

- Blutzuckerüberwachung verstehen

- Verfolgen Sie Ihre Fortschritte bei Ernährung und Bewegung

- Anpassungen für langfristigen Erfolg vornehmen

**Abschluss**

- Feiern Sie Ihre Erfolge

- Blick in eine gesündere Zukunft

**Anhang: Zusätzliche Ressourcen**

- Literatur-Empfehlungen

- Online-Selbsthilfegruppen und Communities

- Glossar der Begriffe

# Prädiabetisches Kochbuch für Anfänger 2024



**Willkommensnachricht:**

Willkommen beim „Prädiabetiker-Kochbuch für Anfänger 2024"! In diesem Buch finden Sie einen umfassenden Leitfaden zur Bewältigung von Prädiabetes durch gesunde Ernährung, Änderungen des Lebensstils und praktische Tipps. Unabhängig davon, ob bei Ihnen kürzlich Prädiabetes diagnostiziert wurde oder Sie ihm vorbeugen möchten, soll dieses Buch Ihnen das Wissen und die Werkzeuge vermitteln, die Sie benötigen, um die Kontrolle über Ihre Gesundheit zu übernehmen.

**Über den Autor**

Dr. Sarah Matthews ist eine renommierte Ernährungswissenschaftlerin und Gesundheitsexpertin mit über 15 Jahren Erfahrung auf diesem Gebiet. Sie hat einen Ph.D. Er hat einen Abschluss in Ernährungswissenschaften von einer führenden Institution und ist zertifizierter Ernährungsberater mit Spezialisierung auf Diabetes-Management und -Prävention. Dr. Matthews hat sich in ihrer Karriere der Aufgabe verschrieben, Menschen durch evidenzbasierte Ernährungsstrategien dabei zu helfen, ihre Gesundheit zu verbessern. Sie hat umfangreiche Forschungen zu Prädiabetes und Diabetesmanagement durchgeführt, zahlreiche Artikel in renommierten Fachzeitschriften veröffentlicht und wurde zu Vorträgen auf internationalen Konferenzen zu diesem Thema eingeladen. Dr. Matthews setzt sich leidenschaftlich dafür ein, Menschen mit dem Wissen und den Werkzeugen auszustatten, die sie benötigen, um fundierte Entscheidungen über ihre Gesundheit und ihr Wohlbefinden zu treffen. Ihr Fachwissen, gepaart mit ihrem mitfühlenden Ansatz, machen sie zu einer vertrauenswürdigen Autorität auf dem Gebiet der Ernährung und Diabetesversorgung.

8

# Prädiabetisches Kochbuch für Anfänger 2024



Willkommen beim Grundpfeiler Ihrer Reise zu mehr Gesundheit und Wohlbefinden: Prä-Diabetes verstehen. Im Rahmen dieser Seiten begeben wir uns auf eine umfassende Erkundung der komplizierten Welt der Prädiabetes – ein Bereich, der oft von Unsicherheit und Besorgnis geprägt ist. Aber keine Angst, denn mit Wissen geht Ermächtigung einher, und mit Verständnis geht die Fähigkeit zu sinnvollen Veränderungen einher.

Stellen Sie sich Folgendes vor: Sie befinden sich an einem Scheideweg, an der Schwelle zwischen Bekanntem und Unbekanntem, zwischen Vergangenheit und Zukunft. Prä-Diabetes mit seiner subtilen Präsenz lädt Sie dazu ein, tiefer einzutauchen, seine Geheimnisse zu lüften und die Chance zu nutzen, die es für Wachstum und Transformation bietet.

## Das Vorspiel: Ein Vorspiel zum Verstehen

Bevor wir uns in das Herz der Prädiabetes wagen, wollen wir zunächst die Bühne bereiten und einen lebendigen Hintergrund schaffen, vor dem sich unsere Reise entfalten soll. Prädiabetes, oft als Vorstufe von Typ-2-Diabetes beschrieben, ist eine Erkrankung, die durch einen erhöhten Blutzuckerspiegel gekennzeichnet ist, der über dem Normalwert liegt, aber noch nicht hoch genug ist, um als Diabetes eingestuft zu werden. Es dient als Warnsignal – ein sanftes Klopfen Ihres Körpers auf die Schulter, das Sie dazu drängt, aufmerksam zu sein und Maßnahmen zu ergreifen.

Aber was bedeutet es wirklich, Prädiabetiker zu sein? Ist es lediglich ein Etikett, eine Diagnose, die man um jeden Preis fürchten und vermeiden sollte? Oder könnte es mehr sein – ein Katalysator für Veränderungen, ein Weckruf, eine Chance für Wachstum und Erneuerung? Die Antwort, lieber Leser, liegt in der bevorstehenden Reise.

## Die Erkundung: Navigieren durch die Landschaft der Prädiabetes

Wenn wir tiefer in die Landschaft der Prädiabetes vordringen, wollen wir zunächst ihre Feinheiten beleuchten und die Geheimnisse lüften, die unter der Oberfläche liegen. Was sind die Anzeichen und Symptome von Prädiabetes und wie können sie erkannt und verstanden werden? Was sind die Risikofaktoren, die Menschen für diese Erkrankung prädisponieren, und wie können sie gemindert und behandelt werden?

Aber das Verständnis von Prädiabetes geht über das bloße Erkennen seiner Anzeichen und Symptome hinaus; Es erfordert ein tieferes Verständnis seiner Auswirkungen auf die Gesundheit und das Wohlbefinden eines Menschen. Ein erhöhter Blutzuckerspiegel kann, wenn er nicht kontrolliert wird, zu einer Vielzahl von Komplikationen führen, die von Herz-Kreislauf-Erkrankungen bis hin zu Nervenschäden, Nierenerkrankungen und vielem mehr reichen. Aber keine Angst, denn Wissen ist Macht, und mit Wissen geht die Fähigkeit zu sinnvollen Veränderungen einher.

## Die Offenbarung: Den Weg zum Wohlbefinden erhellen

Ausgestattet mit einem neuen Verständnis von Prädiabetes sind wir nun bereit, den Weg zum Wohlbefinden einzuschlagen – einen Weg voller Herausforderungen, aber auch voller Möglichkeiten für Wachstum und Transformation. Aber wo fangen wir an? Wie meistern wir die vor uns liegenden Wendungen und wie kommen wir auf der anderen Seite gestärkt, gesünder und widerstandsfähiger daraus hervor?

Die Antwort, lieber Leser, liegt in Ihnen. Es liegt in Ihrer Fähigkeit zur Belastbarkeit, Ihrer Bereitschaft, Veränderungen anzunehmen, und Ihrem Engagement für Ihre eigene Gesundheit und Ihr Wohlbefinden. Es liegt in den Entscheidungen, die Sie jeden Tag treffen – den Lebensmitteln, die Sie essen, den Aktivitäten, die Sie unternehmen, den Gedanken, die Sie pflegen, und den Beziehungen, die Sie pflegen.

## Die Reise: Das vor uns liegende Abenteuer annehmen

Während wir uns auf diese gemeinsame Reise vorbereiten, sollten wir uns daran erinnern, dass wir nicht allein sind. Wir sind Teil einer Gemeinschaft – einer Gemeinschaft von Individuen, die ein gemeinsames Ziel haben: unser Leben in vollen Zügen zu genießen, jeden Tag mit Dankbarkeit und Anmut zu umarmen und uns gegenseitig auf unserem jeweiligen Weg zum Wohlbefinden zu unterstützen.

Deshalb, lieber Leser, lade ich Sie ein, sich mir anzuschließen, während wir uns gemeinsam auf dieses Abenteuer begeben – ein Abenteuer voller Entdeckungen, Wachstum und Transformation. Gemeinsam werden wir uns durch die Landschaft der Prädiabetes bewegen, bewaffnet mit Wissen, gestärkt durch Verständnis und inspiriert von dem grenzenlosen Potenzial, das in jedem einzelnen von uns steckt.

## Abschließend:

Während wir unsere Erforschung der Prädiabetes zum Abschluss bringen, sollten wir uns daran erinnern, dass die Reise hier nicht endet. Es ist lediglich der Anfang – ein Auftakt zu den Abenteuern, die vor uns liegen, den Herausforderungen, die wir meistern werden, und den Siegen, die wir feiern werden.

Deshalb, lieber Leser, möchte ich Sie dringend bitten, diesen Moment zu nutzen – die Chance zu nutzen, die er für Wachstum und Transformation bietet. Lassen Sie uns diese Reise gemeinsam antreten, vereint durch ein gemeinsames Ziel und angetrieben von einem gemeinsamen Engagement für unsere Gesundheit und unser Wohlbefinden.

Mit Wissen als Leitfaden und Verständnis als Kompass sind dem, was wir erreichen können, keine Grenzen gesetzt. Machen wir uns also mit Mut und Überzeugung auf den Weg, im Wissen, dass wir den Weg zum Wohlbefinden erkunden und erobern müssen.

# Prädiabetisches Kochbuch für Anfänger 2024

## KAPITEL 1



In diesem Kapitel legen wir den Grundstein für das Verständnis von Prädiabetes und seinen Auswirkungen auf die Gesundheit. Durch die Auseinandersetzung mit den grundlegenden Aspekten von Prädiabetes erhalten die Leser ein umfassendes Verständnis der Erkrankung und ihrer Bedeutung im Kontext der allgemeinen Gesundheit und des Wohlbefindens.

1. **Was ist Prädiabetes?** Wir beginnen mit der Definition von Prädiabetes und erklären, wie er sich sowohl vom normalen Blutzuckerspiegel als auch vom ausgewachsenen Diabetes unterscheidet. Durch das Verständnis der diagnostischen Kriterien und der Klassifizierung von Prädiabetes werden die Leser die Bedeutung der Früherkennung und Intervention verstehen.

2. **Den Blutzuckerspiegel verstehen**: Als nächstes untersuchen wir die Rolle des Blutzuckerspiegels bei Prädiabetes, einschließlich Nüchternblutzucker, postprandialem Glukosespiegel und HbA1c. Die Leser erfahren, wie diese Messungen die Fähigkeit des Körpers widerspiegeln, den Blutzucker zu regulieren, und wie Abweichungen vom Normalbereich auf Prädiabetes hinweisen können.

3. **Risikofaktoren und Symptome**: Wir werden uns mit den verschiedenen Risikofaktoren im Zusammenhang mit Prädiabetes

befassen, die von der genetischen Veranlagung bis hin zu Lebensstilfaktoren wie Ernährung, körperlicher Aktivität und Gewichtskontrolle reichen. Darüber hinaus besprechen wir häufige Symptome, die bei einzelnen Personen auftreten können, und betonen dabei die Bedeutung der Früherkennung und des proaktiven Managements.

4. **Bedeutung des Prä-Diabetes-Managements**: Abschließend werden wir die Bedeutung einer proaktiven Behandlung von Prädiabetes hervorheben, um das Fortschreiten zu Typ-2-Diabetes zu verhindern und das Risiko damit verbundener Komplikationen zu verringern. Durch Änderungen des Lebensstils und die Einhaltung medizinischer Empfehlungen können Einzelpersonen die Kontrolle über ihre Gesundheit übernehmen und die Auswirkungen von Prädiabetes auf ihr allgemeines Wohlbefinden abmildern.

## Was ist Prädiabetes?

Prädiabetes tritt an der Schnittstelle zwischen normalen Blutzuckerwerten und dem Ausbruch von Typ-2-Diabetes auf. Es handelt sich um ein kritisches Stadium in der Entwicklung von Typ-2-Diabetes, das durch einen über dem Normalwert liegenden Blutzuckerspiegel gekennzeichnet ist, der jedoch noch nicht den Wert erreicht hat, der als Diabetes diagnostiziert werden könnte. Es dient als Warnsignal dafür, dass Veränderungen vorgenommen werden müssen, um das Fortschreiten zu einem ausgewachsenen Diabetes zu verhindern.

# Prädiabetisches Kochbuch für Anfänger 2024

Das Verständnis von Prädiabetes ist für den Einzelnen von entscheidender Bedeutung, um die Dringlichkeit zu erkennen, proaktive Schritte zur Prävention und Behandlung zu unternehmen.

**Definition**: Prädiabetes ist durch eine beeinträchtigte Glukosetoleranz (IGT) oder eine beeinträchtigte Nüchternglukose (IFG) gekennzeichnet. Im Wesentlichen bedeutet dies, dass der Körper Schwierigkeiten hat, den Blutzuckerspiegel zu regulieren, wodurch das Risiko für die Entwicklung von Typ-2-Diabetes und anderen gesundheitlichen Komplikationen steigt.

**Diagnosekriterien**: Die Diagnose von Prädiabetes umfasst typischerweise Blutuntersuchungen, einschließlich Nüchternblutzucker, oraler Glukosetoleranztest (OGTT) und HbA1c-Werte. Ergebnisse, die innerhalb bestimmter Bereiche liegen, deuten auf Prädiabetes hin und bieten ein Zeitfenster für eine Intervention.

**Den Fortschritt verstehen**: Prädiabetes ist kein statischer Zustand; Es stellt eine Übergangsphase auf dem Weg zum Diabetes dar. Ohne Intervention entwickeln sich viele Menschen mit Prädiabetes schließlich zu Typ-2-Diabetes. Allerdings können Früherkennung und Änderungen des Lebensstils diesen Verlauf erheblich verändern.

**Bedeutung der Frühintervention**: Die frühzeitige Erkennung von Prädiabetes bietet eine entscheidende Interventionsmöglichkeit. Durch Änderungen des Lebensstils wie Ernährungsumstellung, regelmäßige körperliche Aktivität, Gewichtskontrolle und möglicherweise Medikamente können Einzelpersonen ihren Blutzuckerspiegel wirksam senken und das

Risiko einer Diabeteserkrankung und der damit verbundenen Komplikationen verringern.

Das Verständnis der Bedeutung von Prädiabetes und seiner Auswirkungen auf die Gesundheit ist der erste Schritt zu einer wirksamen Behandlung und Prävention. Durch das Erkennen der Warnzeichen und das Ergreifen proaktiver Maßnahmen können sich Einzelpersonen in die Lage versetzen, ein gesünderes Leben zu führen und die Auswirkungen von Prädiabetes auf ihr langfristiges Wohlbefinden zu verringern.


## Den Blutzuckerspiegel verstehen

Im Bereich der Prä-Diabetes-Behandlung ist das Verständnis des Blutzuckerspiegels von größter Bedeutung. Blutzucker oder Glukose dient als primäre Energiequelle des Körpers. Wenn die Werte jedoch ansteigen, kann dies auf zugrunde liegende Gesundheitsprobleme, einschließlich Prädiabetes, hinweisen. Dieser Abschnitt befasst sich mit den Feinheiten des Blutzuckerspiegels und seiner Bedeutung für die Behandlung von Prädiabetes.

**Die Rolle des Blutzuckers**: Der Blutzuckerspiegel schwankt im Laufe des Tages, beeinflusst durch Faktoren wie Nahrungsaufnahme, körperliche Aktivität und Stress. Bei gesunden Menschen hält der Körper den Blutzuckerspiegel in einem engen Bereich, um eine optimale Funktion von Organen und Gewebe zu gewährleisten.

**Nüchternblutzucker**: Der Nüchternblutzuckerspiegel wird nach einer Fastennacht über Nacht gemessen und dient als Basisindikator für die Glukoseregulierung. Werte zwischen 100 und 125 mg/dl deuten auf

Prädiabetes hin, während Werte über 126 mg/dl in zwei verschiedenen Fällen typischerweise die Diagnose von Diabetes rechtfertigen.

**Oraler Glukosetoleranztest (OGTT)**: Bei der OGTT wird eine standardisierte Glukoselösung konsumiert, gefolgt von Blutzuckermessungen in bestimmten Abständen. Erhöhte Glukosewerte zwischen 140 und 199 mg/dl zwei Stunden nach der Einnahme deuten auf eine beeinträchtigte Glukosetoleranz hin, ein Kennzeichen von Prädiabetes.

**HbA1c-Werte**: Hämoglobin A1c (HbA1c) spiegelt den durchschnittlichen Blutzuckerspiegel der letzten zwei bis drei Monate wider. Werte zwischen 5,7 % und 6,4 % weisen auf Prädiabetes hin, während Werte über 6,5 % häufig auf Diabetes hinweisen.

**Ergebnisse interpretieren**: Das Verständnis der Blutzuckertestergebnisse ist der Schlüssel zur Erkennung von Prädiabetes und zur Umsetzung geeigneter Interventionen. Eine genaue Überwachung des Blutzuckerspiegels ermöglicht es dem Einzelnen, seinen Fortschritt zu verfolgen und fundierte Entscheidungen über seine Gesundheit zu treffen.

Durch das Verständnis der Bedeutung des Blutzuckerspiegels bei der Behandlung vor Diabetes können Einzelpersonen proaktive Maßnahmen ergreifen, um eine optimale Glukosekontrolle aufrechtzuerhalten und das Risiko für die Entwicklung von Typ-2-Diabetes und den damit verbundenen Komplikationen zu verringern.

## Risikofaktoren und Symptome

Prädiabetes wird durch eine Kombination aus genetischen Faktoren, Lebensstil und Umweltfaktoren beeinflusst. Die Identifizierung dieser Risikofaktoren und das Erkennen möglicher Symptome ist für die Früherkennung und Intervention von entscheidender Bedeutung. In diesem Abschnitt untersuchen wir die verschiedenen Faktoren, die zur Entstehung von Prädiabetes beitragen, und beleuchten häufige Symptome, die bei einzelnen Menschen auftreten können.

**Genetische Veranlagung**: Die Genetik spielt eine wichtige Rolle bei der Prädisposition von Menschen für Prädiabetes und Typ-2-Diabetes. Eine familiäre Vorgeschichte von Diabetes erhöht die Wahrscheinlichkeit, einen Prädiabetes zu entwickeln, da bestimmte genetische Merkmale die Insulinproduktion und den Glukosestoffwechsel beeinflussen können.

**Lebensstilfaktoren**: Bewegungsmangel und schlechte Ernährungsgewohnheiten tragen wesentlich zur steigenden Prävalenz von Prädiabetes bei. Mangelnde körperliche Aktivität, übermäßiger Kalorienverbrauch und der Verzehr von zuckerhaltigen und verarbeiteten Lebensmitteln können zu Gewichtszunahme, Insulinresistenz und erhöhten Blutzuckerwerten führen.

**Fettleibigkeit und Körperzusammensetzung**: Übermäßiges Körpergewicht, insbesondere viszerales Fett im Bauchbereich, ist stark mit Prädiabetes verbunden. Fettleibigkeit erhöht die Insulinresistenz des Körpers, was es den Zellen erschwert, Glukose effektiv zu verwerten, und zu einem erhöhten Blutzuckerspiegel führt.

# Prädiabetisches Kochbuch für Anfänger 2024

**Alter und ethnische Zugehörigkeit**: Das Alter ist ein wesentlicher Risikofaktor für Prädiabetes, wobei das Risiko mit zunehmendem Alter zunimmt. Darüber hinaus weisen bestimmte ethnische Gruppen, darunter Afroamerikaner, Hispano-/Latinoamerikaner, amerikanische Ureinwohner und asiatische Amerikaner, eine höhere Prävalenz von Prädiabetes und Typ-2-Diabetes auf.

**Schwangerschaftsdiabetes**: Frauen, bei denen während der Schwangerschaft ein Schwangerschaftsdiabetes aufgetreten ist, haben ein erhöhtes Risiko, später im Leben Prädiabetes und Typ-2-Diabetes zu entwickeln. Schwangerschaftsdiabetes ist eine vorübergehende Form von Diabetes, die während der Schwangerschaft aufgrund hormoneller Veränderungen und einer erhöhten Insulinresistenz auftritt.

**Häufige Symptome**: Während Prädiabetes in vielen Fällen asymptomatisch verläuft, können bei einigen Personen subtile Symptome wie erhöhter Durst, häufiges Wasserlassen, Müdigkeit und verschwommenes Sehen auftreten. Diese Symptome können auf einen erhöhten Blutzuckerspiegel hinweisen und sollten eine weitere Untersuchung durch einen Arzt veranlassen.

Durch das Verständnis der verschiedenen Risikofaktoren und potenziellen Symptome im Zusammenhang mit Prädiabetes können Einzelpersonen proaktiv ihr eigenes Risiko einschätzen und eine angemessene medizinische Untersuchung und Intervention einleiten. Früherkennung und Änderungen des Lebensstils sind der Schlüssel, um das Fortschreiten von Typ-2-Diabetes zu verhindern und das Risiko damit verbundener Komplikationen zu verringern.

## Bedeutung des Prä-Diabetes-Managements

Prädiabetes ist ein kritisches Stadium, das die Möglichkeit einer Intervention bietet. Durch die Umsetzung von Lebensstiländerungen und proaktiven Managementstrategien können Einzelpersonen ihr Risiko, an Typ-2-Diabetes und den damit verbundenen Komplikationen zu erkranken, deutlich reduzieren. In diesem Abschnitt untersuchen wir die Bedeutung der Früherkennung und wirksamen Behandlung von Prädiabetes.

**Verhinderung des Fortschreitens zu Typ-2-Diabetes**: Eines der Hauptziele der Prädiabetes-Behandlung ist die Verhinderung des Fortschreitens zu Typ-2-Diabetes. Ohne Intervention entwickeln viele Menschen mit Prädiabetes schließlich Diabetes. Durch frühzeitige Erkennung und entsprechende Änderungen des Lebensstils kann die Entstehung von Diabetes jedoch verzögert oder sogar ganz verhindert werden.

**Reduzierung des Risikos von Herz-Kreislauf-Erkrankungen**: Prädiabetes ist mit einem erhöhten Risiko für Herz-Kreislauf-Erkrankungen, einschließlich Herzinfarkten und Schlaganfällen, verbunden. Durch eine wirksame Behandlung von Prädiabetes können Einzelpersonen ihre Herz-Kreislauf-Gesundheit verbessern und das Risiko dieser schwerwiegenden Komplikationen verringern.

**Verbesserung der allgemeinen Gesundheit und des Wohlbefindens**: Über die Vorbeugung von Diabetes und Herz-Kreislauf-Erkrankungen hinaus kann eine wirksame Behandlung von Prädiabetes zu einer Verbesserung der allgemeinen Gesundheit und des Wohlbefindens führen.

Durch gesündere Lebensgewohnheiten wie regelmäßige körperliche Aktivität, ausgewogene Ernährung und Stressbewältigung können Einzelpersonen ein höheres Energieniveau, eine bessere Schlafqualität und eine verbesserte Stimmung erfahren.

**Komplikationen vorbeugen**: Prädiabetes erhöht das Risiko für die Entwicklung anderer gesundheitlicher Komplikationen wie Neuropathie, Nierenerkrankungen und Sehstörungen. Durch die Kontrolle des Blutzuckerspiegels und die Bekämpfung der zugrunde liegenden Risikofaktoren können Einzelpersonen die Wahrscheinlichkeit dieser Komplikationen verringern und eine optimale Gesundheit aufrechterhalten.

**Einzelpersonen befähigen, die Kontrolle zu übernehmen**: Prä-Diabetes-Management ermöglicht es Einzelpersonen, die Kontrolle über ihre Gesundheit zu übernehmen und positive Veränderungen in ihrem Leben herbeizuführen. Durch die Bereitstellung von Aufklärung, Unterstützung und Ressourcen können medizinische Fachkräfte Einzelpersonen dabei helfen, das Wissen und die Fähigkeiten zu entwickeln, die für eine wirksame Behandlung ihrer Erkrankung erforderlich sind.

Insgesamt kann die Bedeutung der Prä-Diabetes-Behandlung nicht hoch genug eingeschätzt werden. Durch das Erkennen der Bedeutung der Früherkennung und Intervention können Einzelpersonen proaktive Schritte zu besseren Gesundheitsergebnissen und einem geringeren Risiko für die Entwicklung von Typ-2-Diabetes und den damit verbundenen Komplikationen unternehmen.

## KAPITEL 2

*BEGINNEN SIE IHRE REISE VOR DIABETES*

In diesem Kapitel führen wir Sie durch die ersten Schritte Ihrer Reise vor Diabetes, vom Verständnis der Diagnose über den Aufbau eines Unterstützungssystems bis hin zur Festlegung realistischer Ziele. Indem Sie gleich zu Beginn ein solides Fundament legen, sind Sie besser gerüstet, um die Herausforderungen und Chancen zu meistern, die Ihnen bei der effektiven Behandlung Ihrer Prädiabetes bevorstehen.

**Prä-Diabetes-Diagnose: Was Sie erwartet**: Wir beginnen mit der Entmystifizierung des Prädiabetes-Diagnoseprozesses, erklären die verschiedenen Tests, die zur Diagnose von Prädiabetes verwendet werden, und erklären, was die Ergebnisse für Ihre Gesundheit bedeuten. Das Verständnis Ihrer Diagnose ist der erste Schritt, um die Kontrolle über Ihre Prä-Diabetes-Reise zu übernehmen.

**Aufbau Ihres Support-Systems**: Als nächstes besprechen wir, wie wichtig es ist, ein starkes Unterstützungssystem aufzubauen, das Sie auf Ihrem Weg zur Prä-Diabetes-Erkrankung unterstützt. Von Familie und Freunden bis hin zu medizinischem Fachpersonal und Selbsthilfegruppen: Ein Unterstützungsnetzwerk kann den entscheidenden Unterschied machen, wenn es darum geht, motiviert und verantwortungsbewusst zu bleiben.

**Realistische Ziele setzen**: Abschließend untersuchen wir den Prozess der Festlegung realistischer und erreichbarer Ziele für die Behandlung Ihres

Prädiabetes. Ganz gleich, ob es darum geht, Ihre Ernährung zu verbessern, Ihre körperliche Aktivität zu steigern oder Gewicht zu verlieren: Das Setzen spezifischer, messbarer, erreichbarer, relevanter und zeitgebundener (SMART) Ziele kann Ihnen dabei helfen, konzentriert zu bleiben und Ihre Fortschritte effektiv zu verfolgen.

Wenn Sie mit einem klaren Verständnis der Diagnose, einem unterstützenden Netzwerk und realistischen Zielen Ihre Reise vor der Diabetes-Erkrankung beginnen, sind Sie gut auf die Herausforderungen und Chancen vorbereitet, die vor Ihnen liegen. Lassen Sie uns tiefer in jeden dieser Bereiche eintauchen, um Ihnen dabei zu helfen, den Grundstein für den Erfolg bei der effektiven Behandlung Ihres Prädiabetes zu legen.

## Prä-Diabetes-Diagnose: Was Sie erwartet

Das Verständnis des Prozesses der Diagnose von Prädiabetes ist entscheidend, um die Kontrolle über Ihre Gesundheitsreise zu übernehmen. In diesem Abschnitt entmystifizieren wir den Diagnoseprozess, erläutern die verschiedenen Tests zur Diagnose von Prädiabetes und klären, was die Ergebnisse für Ihre Gesundheit bedeuten.

## Diagnosetest

Zu den wichtigsten Tests zur Diagnose von Prädiabetes gehören:

1. **Nüchternblutzuckertest**: Dieser Test misst Ihren Blutzuckerspiegel nach einer Fastennacht über Nacht. Ein

Nüchternblutzuckerspiegel zwischen 100 und 125 mg/dl deutet auf Prädiabetes hin, während Werte über 126 mg/dl in zwei verschiedenen Fällen typischerweise die Diagnose von Diabetes rechtfertigen.

2. **Oraler Glukosetoleranztest (OGTT)**: Bei diesem Test trinken Sie eine standardisierte Glukoselösung und Ihr Blutzuckerspiegel wird in bestimmten Abständen gemessen. Erhöhte Glukosewerte zwischen 140 und 199 mg/dl zwei Stunden nach der Einnahme deuten auf eine beeinträchtigte Glukosetoleranz hin, ein Kennzeichen von Prädiabetes.

3. **Hämoglobin A1c (HbA1c)-Test**: Dieser Test spiegelt Ihren durchschnittlichen Blutzuckerspiegel der letzten zwei bis drei Monate wider. HbA1c-Werte zwischen 5,7 % und 6,4 % deuten auf Prädiabetes hin, während Werte über 6,5 % häufig auf Diabetes hinweisen.

## Die Ergebnisse verstehen

Wenn Ihre Testergebnisse im Prä-Diabetes-Bereich liegen, bedeutet das, dass Ihr Blutzuckerspiegel höher als normal, aber noch nicht hoch genug ist, um als Diabetes eingestuft zu werden. Während Prädiabetes das Risiko erhöht, an Typ-2-Diabetes und anderen gesundheitlichen Komplikationen zu erkranken, bietet es auch die Möglichkeit für Interventionen, um den Ausbruch von Diabetes zu verhindern oder zu verzögern.

# Prädiabetisches Kochbuch für Anfänger 2024

## Nächste Schritte

Wenn bei Ihnen Prädiabetes diagnostiziert wurde, ist es wichtig, proaktive Maßnahmen zu ergreifen, um Ihre Erkrankung effektiv zu behandeln. Dazu können Änderungen des Lebensstils wie eine Verbesserung Ihrer Ernährung, eine Steigerung Ihrer körperlichen Aktivität, gegebenenfalls eine Gewichtsabnahme und möglicherweise die Einnahme von Medikamenten gehören, die Ihnen Ihr Arzt verordnet hat.

## Regelmäßige Überwachung

Die regelmäßige Überwachung Ihres Blutzuckerspiegels ist entscheidend, um Ihre Fortschritte zu verfolgen und fundierte Entscheidungen über Ihre Gesundheit zu treffen. Ihr Arzt empfiehlt möglicherweise regelmäßige Blutuntersuchungen, um Ihren Glukosespiegel zu bestimmen und die Wirksamkeit Ihres Behandlungsplans zu beurteilen.

Wenn Sie verstehen, was Sie während des Prä-Diabetes-Diagnoseprozesses erwartet und was die Ergebnisse für Ihre Gesundheit bedeuten, sind Sie besser darauf vorbereitet, die Kontrolle über Ihre Prä-Diabetes-Reise zu übernehmen und fundierte Entscheidungen über Ihre Gesundheit und Ihr Wohlbefinden zu treffen.

## Aufbau Ihres Support-Systems

Die Bewältigung der Prädiabetes-Behandlung kann eine Herausforderung sein, aber Sie müssen dies nicht alleine tun. Der Aufbau eines starken Unterstützungssystems kann die Ermutigung, Anleitung und Verantwortung bieten, die Sie für den Erfolg benötigen. In diesem

Abschnitt besprechen wir die Bedeutung des Aufbaus eines unterstützenden Netzwerks und geben praktische Tipps für die Zusammenstellung Ihres Verbündetenteams.

**Familie und Freunde**

Ihre Lieben können eine wichtige Stütze sein, wenn Sie sich auf den Weg in die Zeit vor der Diabetes-Erkrankung machen. Teilen Sie Ihre Ziele und Herausforderungen mit vertrauenswürdigen Familienmitgliedern und Freunden und gewinnen Sie deren Unterstützung bei der Entscheidungsfindung für einen gesünderen Lebensstil. Ein unterstützendes Netzwerk kann emotionale Ermutigung bieten und dabei helfen, die Motivation auf dem Weg aufrechtzuerhalten.

**Medizinische Fachkräfte**

Ihr Gesundheitsteam spielt eine entscheidende Rolle bei der Unterstützung auf Ihrem Weg zur Prä-Diabetes-Erkrankung. Wenden Sie sich an Ihren Hausarzt oder einen registrierten Ernährungsberater, um einen individuellen, auf Ihre Bedürfnisse zugeschnittenen Behandlungsplan zu entwickeln. Regelmäßige Kontrollen und die Überwachung Ihres Blutzuckerspiegels können dazu beitragen, dass Sie auf dem richtigen Weg sind und Fortschritte bei der Erreichung Ihrer Ziele machen.

**Selbsthilfegruppen und Gemeinschaften**

Der Beitritt zu einer Selbsthilfegruppe oder Gemeinschaft von Personen, die vor ähnlichen Herausforderungen stehen, kann ein Gefühl der Kameradschaft und des Verständnisses vermitteln. Ob persönlich oder online, Selbsthilfegruppen bieten die Möglichkeit, Erfahrungen auszutauschen, Ratschläge auszutauschen und gemeinsam Erfolge zu feiern. Der Kontakt zu anderen, die sich auf einer ähnlichen Reise befinden, kann wertvolle Erkenntnisse und Inspiration liefern.

## Bildungsressourcen

Nutzen Sie Bildungsressourcen und Materialien, um Ihr Verständnis über Prädiabetes und seine Behandlung zu vertiefen. Bücher, Websites und seriöse Online-Ressourcen können wertvolle Informationen zu Themen wie Ernährung, körperliche Aktivität, Stressbewältigung und Medikamentenmanagement liefern. Stärken Sie sich mit Wissen, um fundierte Entscheidungen über Ihre Gesundheit zu treffen.

## Selbstpflegepraktiken

Priorisieren Sie neben externer Unterstützung auch Selbstpflegepraktiken, um Ihr körperliches, emotionales und geistiges Wohlbefinden zu fördern. Integrieren Sie Aktivitäten wie Achtsamkeit, Meditation, Entspannungstechniken und Hobbys, die Ihnen Freude und Erfüllung bringen. Wenn Sie sich ganzheitlich um sich selbst kümmern, verbessern Sie Ihre Belastbarkeit und Ihre Fähigkeit, die Herausforderungen der Prä-Diabetes-Behandlung zu bewältigen.

Durch den Aufbau eines robusten Unterstützungssystems, das Familie, Freunde, medizinisches Fachpersonal, Selbsthilfegruppen, Bildungsressourcen und Selbstpflegepraktiken umfasst, schaffen Sie eine solide Grundlage für den Erfolg bei der effektiven Behandlung Ihrer Prädiabetes. Denken Sie daran, dass Sie auf dieser Reise nicht allein sind. Gemeinsam können wir uns gegenseitig dabei unterstützen, ein gesünderes und glücklicheres Leben zu führen.

# Prädiabetisches Kochbuch für Anfänger 2024

## Realistische Ziele setzen

Das Setzen spezifischer, messbarer, erreichbarer, relevanter und zeitgebundener (SMART) Ziele ist für ein erfolgreiches Prä-Diabetes-Management von entscheidender Bedeutung. In diesem Abschnitt untersuchen wir den Prozess der Festlegung realistischer Ziele, die auf Ihre individuellen Bedürfnisse und Umstände zugeschnitten sind. Durch die Festlegung klarer Ziele sind Sie besser in der Lage, Ihre Fortschritte zu verfolgen und auf Ihrem Weg zur Prä-Diabetes-Erkrankung motiviert zu bleiben.

### Beurteilung Ihres aktuellen Lebensstils

Beginnen Sie damit, Ihren aktuellen Lebensstil zu beurteilen und Bereiche zu identifizieren, in denen Sie Verbesserungen vornehmen können. Berücksichtigen Sie Faktoren wie Ernährung, körperliche Aktivität, Stressbewältigung, Schlafgewohnheiten und Medikamenteneinhaltung. Denken Sie über Ihre Stärken und Wachstumsbereiche nach und priorisieren Sie Ziele, die den größten Einfluss auf Ihre Gesundheit und Ihr Wohlbefinden haben.

### Konkrete Ziele setzen

Seien Sie beim Setzen von Zielen so konkret wie möglich, was Sie erreichen möchten. Definieren Sie anstelle vager Ziele wie „gesünder essen" oder „mehr Sport treiben" klare und umsetzbare Ziele wie „fünf Portionen Obst und Gemüse pro Tag verzehren" oder „fünf Tage die Woche 30 Minuten spazieren gehen". Spezifische Ziele geben Klarheit und Orientierung und erleichtern die Verfolgung Ihrer Fortschritte.

## Ziele messbar machen

Ziele sollten nicht nur spezifisch sein, sondern auch messbar sein, damit Sie Ihren Fortschritt im Laufe der Zeit verfolgen können. Identifizieren Sie konkrete Kennzahlen oder Benchmarks, anhand derer Sie Ihren Erfolg bewerten können. Sie können beispielsweise Ihre tägliche Nahrungsaufnahme mithilfe eines Ernährungstagebuchs verfolgen oder Ihre körperliche Aktivität mithilfe eines Fitness-Trackers überwachen. Mithilfe messbarer Ziele können Sie Ihren Fortschritt messen und bei Bedarf Anpassungen vornehmen.

## Sicherstellen, dass Ziele erreichbar sind

Es ist wichtig, sich Ziele zu setzen, die angesichts Ihrer aktuellen Umstände realistisch und erreichbar sind. Berücksichtigen Sie bei der Festlegung von Zielen Faktoren wie Ihren Zeitplan, Ihre Ressourcen und den Grad Ihres Engagements. Beginnen Sie mit kleinen, erreichbaren Zielen und steigern Sie den Schwierigkeitsgrad schrittweise, während Sie Schwung und Selbstvertrauen aufbauen. Denken Sie daran, dass Fortschritte, egal wie klein sie auch sein mögen, immer noch Fortschritt sind.

## Relevanz und Zeitgebundenheit von Zielen

Stellen Sie sicher, dass Ihre Ziele für Ihre allgemeine Gesundheit und Ihr Wohlbefinden relevant sind und mit Ihren Werten und Prioritäten übereinstimmen. Fragen Sie sich, warum jedes Ziel für Sie wichtig ist und wie es zu Ihren langfristigen Gesundheitszielen beiträgt. Legen Sie außerdem Fristen oder Zeitrahmen für die Erreichung Ihrer Ziele fest, um ein Gefühl der Dringlichkeit und Motivation zu erzeugen.

### Beispiele für SMART-Ziele

- „Ich werde im nächsten Monat jeden Tag mindestens drei Portionen Gemüse in meine Mahlzeiten integrieren."

- „Ich mache an fünf Tagen in der Woche jeweils 30 Minuten lang Aerobic-Übungen wie zügiges Gehen oder Radfahren."

- „Ich werde meinen täglichen Konsum zuckerhaltiger Getränke in den nächsten drei Monaten auf nicht mehr als eine Portion pro Tag reduzieren."

Indem Sie sich SMART-Ziele setzen, die spezifisch, messbar, erreichbar, relevant und zeitgebunden sind, erstellen Sie einen Fahrplan für den Erfolg bei der effektiven Behandlung Ihrer Prädiabetes. Denken Sie daran, Ihre Fortschritte auf dem Weg zu feiern und bei Bedarf Anpassungen vorzunehmen, um auf dem richtigen Weg zur Erreichung Ihrer Ziele zu bleiben.

## KAPITEL 3

*ERNÄHRUNGSGRUNDLAGEN FÜR PRÄ-DIABETES*

In diesem Kapitel befassen wir uns mit den Grundprinzipien der Ernährung zur Behandlung von Prädiabetes. Die Ernährung spielt eine zentrale Rolle bei der Regulierung des Blutzuckerspiegels, der Förderung der allgemeinen Gesundheit und der Verringerung des Risikos von Komplikationen im Zusammenhang mit Prädiabetes. Indem Sie die Grundlagen der Ernährung verstehen und fundierte Ernährungsentscheidungen treffen, können Sie Ihre Gesundheit und Ihr Wohlbefinden auf Ihrem Weg vor Diabetes optimieren.

Lassen Sie uns die wichtigsten Themen untersuchen, die in diesem Kapitel behandelt werden:

1. **Kohlenhydrate, Proteine und Fette verstehen**: Wir besprechen die Makronährstoffe Kohlenhydrate, Proteine und Fette und ihren Einfluss auf den Blutzuckerspiegel. Wenn Sie verstehen, wie sich verschiedene Nährstoffe auf Ihren Körper auswirken, sind Sie besser in der Lage, eine ausgewogene und fundierte Ernährungsauswahl zu treffen.

2. **Die Rolle von Ballaststoffen bei der Blutzuckerkontrolle**: Ballaststoffe spielen eine entscheidende Rolle bei der Behandlung von Prädiabetes, indem sie die Aufnahme von Glukose verlangsamen und das Sättigungsgefühl fördern. Wir erläutern die Vorteile ballaststoffreicher Lebensmittel und geben praktische Tipps, wie Sie mehr Ballaststoffe in Ihre Ernährung integrieren können.

3.  **Portionskontrolle und ausgewogene Ernährung**: Die Portionskontrolle ist für die Kontrolle des Blutzuckerspiegels und das Erreichen eines gesunden Gewichts unerlässlich. Wir besprechen Strategien zur Kontrolle der Portionsgrößen, zur Ausgewogenheit Ihrer Mahlzeiten und zur Vermeidung von übermäßigem Essen.

Indem Sie die Grundlagen der Ernährung beherrschen und sie auf Ihre täglichen Ernährungsgewohnheiten anwenden, werden Sie in die Lage versetzt, Ihre Prädiabetes unter Kontrolle zu bringen und Ihre gesundheitlichen Ergebnisse zu optimieren. Lassen Sie uns tiefer in jedes dieser Themen eintauchen, um Ihnen das Wissen und die Werkzeuge zu vermitteln, die Sie für Ihren Erfolg benötigen.

## Kohlenhydrate, Proteine und Fette verstehen

Im Bereich der Ernährung zur Behandlung von Prädiabetes ist das Verständnis der Rolle von Kohlenhydraten, Proteinen und Fetten von größter Bedeutung. Diese Makronährstoffe spielen eine entscheidende Rolle bei der Regulierung des Blutzuckerspiegels, der Bereitstellung von Energie und der Unterstützung der allgemeinen Gesundheit. In diesem Abschnitt befassen wir uns mit den Grundlagen der einzelnen Makronährstoffe und wie sie sich auf die Behandlung von Prädiabetes auswirken.

# Prädiabetisches Kochbuch für Anfänger 2024

## Kohlenhydrate:

Kohlenhydrate sind die Hauptenergiequelle des Körpers und kommen in einer Vielzahl von Lebensmitteln vor, beispielsweise in Getreide, Obst, Gemüse, Hülsenfrüchten und Milchprodukten. Beim Verzehr werden Kohlenhydrate in Glukose zerlegt, die der Körper als Energiequelle nutzt. Allerdings sind nicht alle Kohlenhydrate gleich.

- **Einfache Kohlenhydrate**: Diese sind in Lebensmitteln wie Zucker, Honig, Sirup und raffiniertem Getreide enthalten. Sie werden schnell verdaut und können einen schnellen Anstieg des Blutzuckerspiegels verursachen, weshalb sie für Personen mit Prädiabetes weniger geeignet sind.

- **Komplexe Kohlenhydrate**: Diese sind in Lebensmitteln wie Vollkornprodukten, Obst, Gemüse und Hülsenfrüchten enthalten. Sie enthalten Ballaststoffe, die die Aufnahme von Glukose verlangsamen und zur Stabilisierung des Blutzuckerspiegels beitragen. Die Wahl komplexer Kohlenhydrate gegenüber einfachen Kohlenhydraten ist bei der Behandlung von Prädiabetes von Vorteil.

## Proteine:

Proteine sind für den Aufbau und die Reparatur von Gewebe, die Unterstützung der Immunfunktion und den Erhalt der Muskelmasse unerlässlich. Sie kommen in Lebensmitteln wie Fleisch, Geflügel, Fisch, Eiern, Milchprodukten, Tofu, Hülsenfrüchten und Nüssen vor. Im Gegensatz zu Kohlenhydraten haben Proteine nur einen minimalen Einfluss auf den Blutzuckerspiegel und können dabei helfen, das Sättigungsgefühl zu fördern und das Energieniveau zu stabilisieren.

### Fette:

Fette sind eine konzentrierte Energiequelle und spielen eine wichtige Rolle bei der Hormonproduktion, der Nährstoffaufnahme und der Zellmembranstruktur. Sie kommen in Lebensmitteln wie Ölen, Butter, Avocados, Nüssen, Samen, fettem Fisch und Milchprodukten vor. Obwohl Fette kalorienreich sind, können sie bei maßvollem Verzehr auch dazu beitragen, die Verdauung von Kohlenhydraten zu verlangsamen und das Sättigungsgefühl zu fördern.

### Ausgleichende Makronährstoffe:

Eine ausgewogene Zufuhr von Kohlenhydraten, Proteinen und Fetten ist der Schlüssel zur Unterstützung der allgemeinen Gesundheit und zur effektiven Kontrolle des Blutzuckerspiegels. Versuchen Sie, eine Vielzahl nährstoffreicher Lebensmittel in Ihre Ernährung aufzunehmen und konzentrieren Sie sich dabei auf Vollkornprodukte, mageres Eiweiß, gesunde Fette sowie viel Obst und Gemüse. Achten Sie auf die Portionsgrößen und achten Sie auf Ausgewogenheit bei jeder Mahlzeit, um Ihre Nährstoffaufnahme zu optimieren und Ihre Ziele bei der Behandlung vor Diabetes zu unterstützen.

Wenn Sie die Rolle von Kohlenhydraten, Proteinen und Fetten bei der Behandlung von Prädiabetes verstehen, sind Sie besser in der Lage, fundierte Ernährungsentscheidungen zu treffen und Ihre Gesundheitsergebnisse zu optimieren. Lassen Sie uns praktische Strategien erkunden, wie Sie diese Makronährstoffe auf ausgewogene und nachhaltige Weise in Ihre Ernährung integrieren können.

## Die Rolle von Ballaststoffen bei der Blutzuckerkontrolle

Ballaststoffe sind ein entscheidender Bestandteil einer gesunden Ernährung, insbesondere für Menschen mit Prädiabetes. Es spielt eine wichtige Rolle bei der Regulierung des Blutzuckerspiegels, der Förderung des Sättigungsgefühls und der Unterstützung der Verdauungsgesundheit. In diesem Abschnitt gehen wir auf die Vorteile ballaststoffreicher Lebensmittel ein und geben praktische Tipps, wie Sie mehr Ballaststoffe in Ihre Ernährung integrieren können, um Ihre Ziele bei der Behandlung vor Diabetes zu unterstützen.

### Vorteile von Ballaststoffen:

1. **Blutzuckerregulierung**: Ballaststoffe verlangsamen die Verdauung und Aufnahme von Kohlenhydraten und verhindern so einen schnellen Anstieg des Blutzuckerspiegels nach den Mahlzeiten. Dies kann besonders für Personen mit Prädiabetes von Vorteil sein, da es eine stabilere Blutzuckerkontrolle fördert.

2. **Sättigungs- und Gewichtsmanagement**: Ballaststoffreiche Lebensmittel sind in der Regel sättigender und sättigender, was dazu beitragen kann, den Hunger einzudämmen und übermäßiges Essen zu verhindern. Durch die Förderung des Sättigungsgefühls können Ballaststoffe die Bemühungen zur Gewichtskontrolle unterstützen und das Risiko von Fettleibigkeit verringern, einem erheblichen Risikofaktor für Typ-2-Diabetes.

3. **Gesundheit des Verdauungssystems**: Ballaststoffe verleihen dem Stuhl Volumen und fördern einen regelmäßigen Stuhlgang, was dazu beitragen kann, Verstopfung vorzubeugen und die Verdauungsgesundheit zu fördern. Es ernährt auch nützliche Bakterien im Darm und unterstützt so ein gesundes Mikrobiom und die allgemeine Magen-Darm-Funktion.

### Ballaststoffquellen:

Ballaststoffe sind in einer Vielzahl pflanzlicher Lebensmittel enthalten, darunter:

- **Vollkorn**: Wählen Sie Vollkornprodukte wie braunen Reis, Quinoa, Gerste, Hafer sowie Vollkornbrot und -nudeln. Diese Körner enthalten die äußeren Kleie- und Keimschichten, die reich an Ballaststoffen sind.

- **Früchte und Gemüse**: Versuchen Sie, eine Vielzahl von Obst- und Gemüsesorten in Ihre Ernährung aufzunehmen, darunter Blattgemüse, Beeren, Äpfel, Birnen, Orangen, Karotten und Brokkoli. Diese Lebensmittel sind ausgezeichnete Quellen für Ballaststoffe, Vitamine und Mineralien.

- **Hülsenfrüchte**: Nehmen Sie regelmäßig Bohnen, Linsen, Kichererbsen und Spalterbsen in Ihre Mahlzeiten auf. Diese Hülsenfrüchte sind reich an Ballaststoffen und Proteinen, was sie zu einer nahrhaften und sättigenden Ergänzung zu Suppen, Salaten und Hauptgerichten macht.

- **Nüsse und Samen**: Snacken Sie Nüsse und Samen wie Mandeln, Walnüsse, Chiasamen und Leinsamen für einen Schub an

Ballaststoffen und gesunden Fetten. Streuen Sie sie auf Salate, Joghurt oder Haferflocken, um ihnen mehr Knusprigkeit und Nährstoffe zu verleihen.

## Praktische Tipps zur Steigerung der Ballaststoffaufnahme:

- Erhöhen Sie die Ballaststoffaufnahme schrittweise, damit sich Ihr Körper allmählich anpassen kann und Verdauungsbeschwerden vorgebeugt wird.

- Wählen Sie ganzes Obst und Gemüse anstelle von Fruchtsäften und raffiniertem Getreide, um den Ballaststoffgehalt zu maximieren.

- Experimentieren Sie mit neuen Rezepten und Kochmethoden, um mehr ballaststoffreiche Lebensmittel in Ihre Mahlzeiten zu integrieren.

- Lesen Sie die Lebensmitteletiketten und wählen Sie nach Möglichkeit Produkte mit einem höheren Ballaststoffgehalt.

- Bleiben Sie hydriert, indem Sie viel Wasser trinken, da Ballaststoffe Wasser absorbieren und dabei helfen, den Stuhl weicher zu machen und so die Passage zu erleichtern.

Indem Sie regelmäßig ballaststoffreiche Lebensmittel in Ihre Ernährung integrieren, können Sie die Blutzuckerregulierung unterstützen, das Sättigungsgefühl und die Gewichtskontrolle fördern und die Gesundheit des Verdauungssystems verbessern. Versuchen Sie, eine Vielzahl von Ballaststoffquellen in Ihre Mahlzeiten und Snacks aufzunehmen, um die Vorteile dieses essentiellen Nährstoffs bei der wirksamen Behandlung Ihrer Prädiabetes voll auszuschöpfen.

## Portionskontrolle und ausgewogene Ernährung

Die Portionskontrolle ist ein entscheidender Aspekt bei der Behandlung von Prädiabetes und trägt dazu bei, den Blutzuckerspiegel zu regulieren und eine gesunde Gewichtskontrolle zu fördern. Durch eine ausgewogene Ernährung und die Kontrolle der Portionsgrößen können Sie Ihre Nährstoffaufnahme optimieren und Ihre allgemeine Gesundheit und Ihr Wohlbefinden unterstützen. In diesem Abschnitt untersuchen wir praktische Strategien, um die Portionskontrolle zu meistern und ausgewogene Essgewohnheiten zu erreichen.

### Portionsgrößen verstehen:

Portionsgrößen beziehen sich auf die Menge an Essen, die Sie in einer einzigen Sitzung verzehren. Während die Portionsgrößen je nach individuellen Bedürfnissen und Ernährungszielen variieren können, ist es wichtig, auf die Portionsgrößen zu achten, um übermäßiges Essen zu vermeiden und ein gesundes Gewicht zu halten. Verwenden Sie visuelle Hinweise, Messwerkzeuge und Hilfsmittel zur Portionskontrolle, um die richtige Portionsgröße für verschiedene Lebensmittel abzuschätzen.

### Praktische Tipps zur Portionskontrolle:

1. **Verwenden Sie kleinere Teller und Schüsseln**: Entscheiden Sie sich für kleinere Teller und Schüsseln, um die Portionsgrößen visuell kontrollieren zu können. Untersuchungen deuten darauf hin, dass Menschen dazu neigen, weniger zu essen, wenn sie kleineres Geschirr verwenden, da dadurch die Illusion größerer Portionen entsteht.

2. **Füllen Sie die Hälfte Ihres Tellers mit Gemüse**: Versuchen Sie, die Hälfte Ihres Tellers mit nicht stärkehaltigem Gemüse wie Blattgemüse, Brokkoli, Paprika und Karotten zu füllen. Gemüse ist kalorienarm und reich an Ballaststoffen, sodass Sie sich satt und zufrieden fühlen und gleichzeitig wichtige Nährstoffe liefern.

3. **Messen Sie Portionen anhand von Alltagsgegenständen**: Verwenden Sie Alltagsgegenstände als Referenz für Portionsgrößen. Beispielsweise hat eine Portion gekochtes Getreide oder Nudeln etwa die Größe eines Tennisballs, während eine Portion Fleisch oder Fisch etwa die Größe eines Kartenspiels hat.

4. **Übe achtsames Essen**: Achten Sie auf Hunger- und Sättigungssignale und essen Sie langsam, um Ihr Essen zu genießen. Vermeiden Sie Ablenkungen wie Fernsehen oder elektronische Geräte während der Mahlzeiten, da diese zu gedankenlosem Essen und übermäßigem Konsum führen können.

5. **Achten Sie auf flüssige Kalorien**: Achten Sie auf flüssige Kalorien aus Getränken wie Limonade, Saft und gesüßten Kaffeegetränken. Diese Getränke können Ihrer Ernährung einen erheblichen Kalorien- und Zuckergehalt verleihen, ohne dass sie das gleiche Sättigungsgefühl wie feste Lebensmittel hervorrufen. Greifen Sie stattdessen lieber zu Wasser, Kräutertee oder anderen kalorienarmen Getränken.

## Ausgewogene Ernährung erreichen:

Zu einer ausgewogenen Ernährung gehört der Verzehr einer Vielzahl nährstoffreicher Lebensmittel aus allen Lebensmittelgruppen, um den

Nährstoffbedarf Ihres Körpers zu decken. Achten Sie auf einen ausgewogenen Teller, der eine Kombination aus Kohlenhydraten, Proteinen, Fetten, Obst, Gemüse und Milchprodukten oder Milchalternativen enthält. Bevorzugen Sie nach Möglichkeit vollwertige, minimal verarbeitete Lebensmittel und begrenzen Sie die Aufnahme von zugesetztem Zucker, raffiniertem Getreide und ungesunden Fetten.

**<u>Praktische Tipps für eine ausgewogene Ernährung:</u>**

- Planen Sie Ihre Mahlzeiten und Snacks im Voraus, um eine ausgewogene Nährstoffzufuhr über den Tag verteilt sicherzustellen.

- Fügen Sie jeder Mahlzeit eine Proteinquelle hinzu, um das Sättigungsgefühl zu fördern und die Muskelgesundheit zu unterstützen.

- Wählen Sie Vollkorn anstelle von raffiniertem Getreide, um zusätzliche Ballaststoffe und Nährstoffe zu erhalten.

- Integrieren Sie gesunde Fette aus Quellen wie Nüssen, Samen, Avocados und fettem Fisch in Ihre Ernährung.

- Füllen Sie Nährstofflücken bei Bedarf mit Nahrungsergänzungsmitteln, bevorzugen Sie jedoch wann immer möglich die Beschaffung von Nährstoffen aus Vollwertkost.

Durch Portionskontrolle und ausgewogene Ernährung können Sie Ihre Nährstoffaufnahme optimieren, den Blutzuckerspiegel regulieren und Ihre allgemeine Gesundheit und Ihr Wohlbefinden unterstützen. Denken Sie daran, dass sich kleine Veränderungen mit der Zeit summieren.

Konzentrieren Sie sich daher darauf, nachhaltige Ernährungsgewohnheiten zu entwickeln, die mit Ihren Zielen für die Behandlung vor Diabetes im Einklang stehen.

## KAPITEL 4



In diesem Kapitel befassen wir uns mit den praktischen Aspekten der Essensplanung zur Behandlung von Prädiabetes. Die Essensplanung ist ein leistungsstarkes Tool, das Ihnen dabei helfen kann, gesündere Lebensmittel auszuwählen, Portionsgrößen zu kontrollieren und eine ausgewogene Ernährung zu erreichen, während Sie gleichzeitig Ihren Blutzuckerspiegel effektiv kontrollieren. Ganz gleich, ob Sie neu in der Essensplanung sind oder nach frischen Ideen suchen, um Ihre Mahlzeiten aufzupeppen, dieses Kapitel bietet Ihnen die Anleitung und Ressourcen, die Sie benötigen, um den Essensplanungsprozess zu vereinfachen und sich auf den Erfolg vorzubereiten.

Lassen Sie uns die folgenden Schlüsselthemen bei der Essensplanung untersuchen:

1. **Vorteile der Essensplanung**: Wir beginnen mit der Erörterung der zahlreichen Vorteile der Essensplanung, darunter Zeit- und Geldersparnis, die Reduzierung von Lebensmittelverschwendung und die Förderung gesünderer Essgewohnheiten.

2. **Prinzipien einer ausgewogenen Essensplanung**: Wir befassen uns mit den Grundprinzipien einer ausgewogenen Essensplanung, einschließlich der Einbeziehung verschiedener Nährstoffe, der Kontrolle der Portionsgrößen und der Berücksichtigung individueller Vorlieben und Ernährungseinschränkungen.

3. **Tools und Ressourcen für die Essensplanung**: Wir stellen Ihnen eine Vielzahl von Tools und Ressourcen vor, die den Essensplanungsprozess optimieren können, von Essensplanungs-Apps und Websites bis hin zu druckbaren Vorlagen und Rezeptdatenbanken.

4. **Schritt-für-Schritt-Anleitung zur Essensplanung**: Abschließend führen wir Sie Schritt für Schritt durch eine Anleitung zur Essensplanung, die Ihnen dabei hilft, ganz einfach nahrhafte und köstliche Mahlzeiten für sich und Ihre Familie zu planen. Wir decken alles ab, von der Festlegung von Zielen und der Erstellung einer Einkaufsliste bis hin zur Vorbereitung von Mahlzeiten im Voraus und der Anpassung von Rezepten an Ihre Bedürfnisse.

Wenn Sie die Kunst der Essensplanung beherrschen, gewinnen Sie Vertrauen in Ihre Fähigkeit, gesunde Lebensmittel zu wählen, Ihren Blutzuckerspiegel effektiv zu kontrollieren und Ihre Ziele bei der Behandlung vor Diabetes zu erreichen. Beginnen wir damit, die Essensplanung zu vereinfachen und sie zu einem integralen Bestandteil Ihrer gesunden Lebensweise zu machen.


## Ausgewogene Mahlzeiten und Snacks kreieren

Ausgewogene Mahlzeiten und Snacks sind wesentliche Bestandteile einer gesunden Ernährung, insbesondere für Menschen mit Prädiabetes. Indem Sie eine Vielzahl von Nährstoffen in Ihre Mahlzeiten und Snacks integrieren, können Sie einen stabilen Blutzuckerspiegel unterstützen, das Sättigungsgefühl fördern und Ihre allgemeine Gesundheit und Ihr

Wohlbefinden optimieren. In diesem Abschnitt beschäftigen wir uns mit praktischen Tipps und Strategien für die Zubereitung ausgewogener und nahrhafter Mahlzeiten und Snacks, die Ihren Zielen für die Behandlung vor Diabetes entsprechen.

## <u>Hauptbestandteile ausgewogener Mahlzeiten:</u>

1. **Mageres Eiweiß**: Fügen Sie jeder Mahlzeit eine Quelle mageren Proteins hinzu, um den Blutzuckerspiegel zu regulieren und das Sättigungsgefühl zu fördern. Entscheiden Sie sich für Optionen wie Hühnchen, Truthahn, Fisch, Tofu, Tempeh, Hülsenfrüchte und fettarme Milchprodukte oder Milchalternativen.

2. **Komplexe Kohlenhydrate**: Wählen Sie Vollkornprodukte, Obst, Gemüse und Hülsenfrüchte als Quellen für komplexe Kohlenhydrate. Diese Lebensmittel sind reich an Ballaststoffen, die die Aufnahme von Glukose verlangsamen und einen stabilen Blutzuckerspiegel unterstützen.

3. **Gesunde Fette**: Integrieren Sie gesunde Fette in Ihre Mahlzeiten, um nachhaltig Energie zu liefern und das Sättigungsgefühl zu fördern. Wählen Sie Quellen wie Nüsse, Samen, Avocados, Olivenöl und fetten Fisch wie Lachs und Forelle.

4. **Früchte und Gemüse**: Versuchen Sie, die Hälfte Ihres Tellers mit Obst und Gemüse zu füllen, um die Aufnahme wichtiger Vitamine, Mineralien und Antioxidantien zu erhöhen. Wählen Sie eine Vielzahl farbenfroher Optionen, um die Nährstoffvielfalt zu maximieren.

# Prädiabetisches Kochbuch für Anfänger 2024

## Ausgewogene Essensideen:

- Gegrillte Hähnchenbrust mit Quinoa und geröstetem Gemüse

- Gebackener Lachs mit gedämpftem braunem Reis und sautiertem Spinat

- Gebratener Tofu mit Brokkoli, Paprika und braunem Reis

- Truthahn-Avocado-Wrap mit Vollkorn-Tortilla und gemischtem Gemüse

- Linsensuppe mit Beilagensalat und Vollkornbrot

## Hauptbestandteile ausgewogener Snacks:

1. **Eiweiß**: Wählen Sie proteinreiche Snacks, um den Blutzuckerspiegel zu stabilisieren und das Sättigungsgefühl zu fördern. Zu den Optionen gehören griechischer Joghurt, Hüttenkäse, hartgekochte Eier und Hummus mit Gemüsesticks.

2. **Faser**: Integrieren Sie ballaststoffreiche Lebensmittel in Ihre Snacks, um die Gesundheit des Verdauungssystems zu unterstützen und den Hunger zu kontrollieren. Beispiele hierfür sind ganze Früchte, rohes Gemüse, Vollkorncracker sowie Nüsse oder Samen.

3. **Gesunde Fette**: Integrieren Sie gesunde Fettquellen in Ihre Snacks, um nachhaltig Energie zu liefern und dafür zu sorgen, dass Sie sich zwischen den Mahlzeiten satt fühlen. Probieren Sie Avocadoscheiben, Nussbutter, Oliven oder eine kleine Handvoll Nüsse oder Samen.

4. **Ausgewogene Kombinationen**: Kombinieren Sie Proteine, Ballaststoffe und gesunde Fette für ausgewogene Snacks, die für dauerhafte Energie und Zufriedenheit sorgen. Kombinieren Sie zum Beispiel Apfelscheiben mit Mandelbutter oder genießen Sie Vollkorncracker mit Käse und Kirschtomaten.

## Ausgewogene Snack-Ideen:

- Griechischer Joghurt mit Beeren und Mandeln

- Vollkorncracker mit Hummus und Gurkenscheiben

- Hüttenkäse mit Ananasstücken und Walnüssen

- Gemüsesticks mit Guacamole oder Salsa

- Hartgekochtes Ei mit einem Stück Obst

Durch die Zubereitung ausgewogener Mahlzeiten und Snacks, die eine Vielzahl von Nährstoffen enthalten, können Sie Ihre Ziele bei der Behandlung vor Diabetes unterstützen und Ihre allgemeine Gesundheit und Ihr Wohlbefinden optimieren. Experimentieren Sie mit verschiedenen Kombinationen und Rezepten, um herauszufinden, was für Sie am besten funktioniert, und genießen Sie nahrhafte und köstliche Mahlzeiten, die Körper und Geist stärken.

## Beispiel-Speisepläne für verschiedene Kalorienbedürfnisse

Durch die Erstellung personalisierter, auf Ihren spezifischen Kalorienbedarf zugeschnittener Ernährungspläne können Sie sicherstellen, dass Sie Ihren Nährstoffbedarf decken und gleichzeitig Prädiabetes effektiv bekämpfen. In diesem Abschnitt stellen wir Beispielspeisepläne für verschiedene Kalorienniveaus bereit, die von 1.500 bis 2.000 Kalorien pro Tag reichen. Diese Speisepläne sind flexibel und anpassungsfähig und ermöglichen es Ihnen, die Portionsgrößen und die Speisenauswahl an Ihre individuellen Vorlieben und Ernährungsbedürfnisse anzupassen.

## 1.500-Kalorien-Speiseplan:

*Frühstück:*

- Spinat-Feta-Omelett mit Vollkorntoast

- Als Beilage gemischte Beeren

*Mittagessen:*

- Gegrillter Hühnersalat mit gemischtem Gemüse, Kirschtomaten, Gurken und Balsamico-Vinaigrette

- Vollkornbrötchen

*Snack:*

- Griechischer Joghurt mit Mandelblättchen und etwas Honig

*Abendessen:*

- Gebackener Lachs mit Quinoa und geröstetem Spargel

- Dazu gedünsteter Brokkoli

*Snack:*

- Karottenstifte mit Hummus

# Prädiabetisches Kochbuch für Anfänger 2024

### 1.800-Kalorien-Speiseplan:

*Frühstück:*

- Vollkorn-Haferflocken mit Bananenscheiben und Walnüssen

- Fettarme Milch oder ungesüßte Mandelmilch

*Mittagessen:*

- Truthahn-Avocado-Wrap mit Vollkorn-Tortilla, Salat und Tomate

- Beilage Babykarotten und Selleriestangen mit Hummus

*Snack:*

- Apfelscheiben mit Mandelbutter

*Abendessen:*

- Gegrilltes Lendensteak mit Süßkartoffel-Pommes und grünen Bohnen

- Beilagensalat mit gemischtem Gemüse, Kirschtomaten und Vinaigrette-Dressing

*Snack:*

- Griechischer Joghurt mit gemischten Beeren


### 2.000-Kalorien-Speiseplan:

*Frühstück:*

- Gemüse-Käse-Rührei mit Vollkorntoast

- Frische Orangenscheiben

*Mittagessen:*

- Quinoa-Salat mit gegrilltem Hähnchen, gewürfelten Paprika, Gurken und Feta-Käse

- Vollkornbrötchen

*Snack:*

- Hüttenkäse mit Ananasstücken

*Abendessen:*

- Gebackener Kabeljau mit braunem Reispilaf und gedünstetem Brokkoli

- Gemischter grüner Salat mit Vinaigrette-Dressing

*Snack:*

- Eine Handvoll gemischte Nüsse und Trockenfrüchte

Diese Beispiel-Speisepläne bieten einen Ausgangspunkt für die Zusammenstellung ausgewogener und nahrhafter Mahlzeiten, die auf Ihren Kalorienbedarf zugeschnitten sind. Denken Sie daran, auf die Hunger- und Sättigungssignale Ihres Körpers zu hören und die Portionsgrößen nach Bedarf an Ihre individuellen Bedürfnisse anzupassen. Integrieren Sie eine Vielzahl nährstoffreicher Lebensmittel aus allen Lebensmittelgruppen und achten Sie auf Konsistenz und Ausgewogenheit bei Ihren Ernährungsentscheidungen, um Ihre Ziele bei der Behandlung von Prä-Diabetes zu unterstützen.

# Prädiabetisches Kochbuch für Anfänger 2024

<u>**Tipps zum Auswärtsessen und zum Treffen gesunder Entscheidungen**</u>

Auswärts essen kann für Menschen mit Prädiabetes eine Herausforderung darstellen, da Restaurantgerichte oft versteckten Zucker, ungesunde Fette und große Portionsgrößen enthalten. Mit bewussten Entscheidungen und strategischer Planung können Sie jedoch genießen, auswärts zu essen und gleichzeitig Ihre Ziele bei der Behandlung von Diabetes zu unterstützen. In diesem Abschnitt geben wir praktische Tipps und Strategien für gesunde Entscheidungen beim Essen in Restaurants.

**1. Planen Sie im Voraus:**

- Bevor Sie ins Restaurant gehen, schauen Sie sich nach Möglichkeit online die Speisekarte an, um gesündere Optionen zu finden und Ihre Mahlzeit im Voraus zu planen.

- Erwägen Sie, vor dem Ausgehen einen kleinen Snack oder Salat zu sich zu nehmen, um den Hunger zu kontrollieren und übermäßiges Essen zu vermeiden.

**2. Wählen Sie mit Bedacht:**

- Entscheiden Sie sich für gegrillte, gebackene, gedünstete oder gebratene Gerichte anstelle von frittierten oder panierten Gerichten.

- Achten Sie auf Menüpunkte, die reich an magerem Eiweiß, Vollkornprodukten und Gemüse sind, und vermeiden Sie Gerichte, die viel Zucker und ungesunde Fette enthalten.

## 3. Portionsgrößen beachten:

- Achten Sie auf Portionsgrößen, die oft größer sind als in Restaurants empfohlen. Erwägen Sie, die Mahlzeit mit einem Essensbegleiter aufzuteilen oder um eine halbe Portion zu bitten.

- Bitten Sie darum, dass Soßen, Dressings und Gewürze als Beilage serviert werden, damit Sie die Menge, die Sie verwenden, kontrollieren können.

## 4. Passen Sie Ihre Bestellung an:

- Zögern Sie nicht, nach Ersatz oder Modifikationen zu fragen, um Ihren Ernährungsvorlieben und -bedürfnissen gerecht zu werden. Fordern Sie beispielsweise zusätzliches Gemüse anstelle von Pommes oder einen Beilagensalat anstelle von Pommes Frites an.

- Erkundigen Sie sich nach Zubereitungsmethoden und Zutaten, um sicherzustellen, dass Ihre Mahlzeit Ihren Ernährungsbedürfnissen und diätetischen Einschränkungen entspricht.

## 5. Üben Sie achtsames Essen:

- Essen Sie langsam und genießen Sie jeden Bissen und achten Sie dabei auf Hunger- und Sättigungssignale. Legen Sie zwischen den Bissen die Gabel hin und unterhalten Sie sich, um Ihr Tempo zu bestimmen.

- Achten Sie auf die Portionsgrößen und vermeiden Sie gedankenloses Essen, wie z. B. das Knabbern von Brot oder Chips, während Sie auf Ihre Mahlzeit warten.

### 6. Achten Sie auf Getränke:

- Wählen Sie Wasser, ungesüßten Tee oder Mineralwasser mit einem Spritzer Zitrone oder Limette anstelle von zuckerhaltigen Limonaden oder alkoholischen Getränken.

- Begrenzen Sie alkoholische Getränke, da diese leere Kalorien hinzufügen und zu Blutzuckerschwankungen führen können.

### 7. Dessert in Maßen genießen:

- Wenn Sie Lust auf etwas Süßes haben, entscheiden Sie sich für ein Dessert auf Fruchtbasis, zum Beispiel frische Beeren oder einen Obstsalat, oder teilen Sie ein Dessert mit anderen, um eine kleinere Portion zu genießen.

### 8. Balance üben:

- Denken Sie daran, dass ein Essen im Restaurant ein besonderer Anlass ist und es in Ordnung ist, sich gelegentlich etwas zu gönnen. Achten Sie auf Ausgewogenheit und Mäßigung bei der Auswahl Ihrer Lebensmittel und gehen Sie nicht zu streng mit sich selbst um, wenn Sie ab und zu von Ihren gewohnten Essgewohnheiten abweichen.

Wenn Sie diese Tipps und Strategien befolgen, können Sie das Restauranterlebnis mit Zuversicht meistern und gesündere Entscheidungen treffen, die Ihre Ziele bei der Behandlung von Prädiabetes unterstützen. Mit achtsamer Ernährung und strategischer Planung können Sie köstliche Mahlzeiten genießen und gleichzeitig Ihre Gesundheit und Ihr Wohlbefinden im Vordergrund stehen.

## KAPITEL 5

*KOCHTECHNIKEN UND KÜCHENTIPPS*

In diesem Kapitel befassen wir uns mit verschiedenen Kochtechniken und Küchentipps, die Ihnen dabei helfen, zu Hause gesunde und köstliche Mahlzeiten zuzubereiten und gleichzeitig Prädiabetes in den Griff zu bekommen. Wenn Sie zu Hause kochen, haben Sie eine bessere Kontrolle über die verwendeten Zutaten und Kochmethoden und können so leichter ausgewogene und nährstoffreiche Mahlzeiten zubereiten, die Ihre Ziele bei der Behandlung vor Diabetes unterstützen. Ganz gleich, ob Sie Kochanfänger oder erfahrener Koch sind, mit diesen Techniken und Tipps können Sie Ihre Zeit in der Küche optimal nutzen und die Zubereitung gesunder Mahlzeiten für sich und Ihre Lieben genießen.

Lassen Sie uns in die folgenden Schlüsselthemen eintauchen:

1. **Grundlegende Kochtechniken**: Wir behandeln grundlegende Kochtechniken wie Sautieren, Braten, Dämpfen, Grillen und Backen sowie Tipps zur Maximierung des Geschmacks und zum Erhalt der Nährstoffe in Ihren Gerichten.

2. **Essenszubereitung und Batch-Kochen**: Erfahren Sie, wie Sie Ihren Kochprozess optimieren und an arbeitsreichen Wochentagen durch Essenszubereitung und Batch-Kochen Zeit sparen. Wir geben praktische Tipps für die Planung und Zubereitung von Mahlzeiten im Voraus, damit Sie immer gesunde Optionen zur Hand haben.

3. **Zutatensubstitution und -austausch**: Entdecken Sie kreative Zutatensubstitutionen und -austausche, um Ernährungspräferenzen, Allergien und Einschränkungen gerecht zu werden, ohne auf Geschmack oder Nährwert zu verzichten. Von gesünderen Alternativen zu gängigen Zutaten bis hin zu pflanzlichen Optionen für tierische Produkte helfen wir Ihnen, Rezepte an Ihre Bedürfnisse anzupassen.

4. **Küchenorganisation und -ausstattung**: Entdecken Sie Strategien zur Organisation Ihrer Küche und zur Optimierung Ihres Garraums für Effizienz und Komfort. Von der Organisation der Speisekammer bis hin zu wichtigen Küchenwerkzeugen und -geräten geben wir Empfehlungen für die Gestaltung einer gut ausgestatteten Küche, die die kulinarische Kreativität anregt.

5. **Kochen für besondere Anlässe und Ernährungsbedürfnisse**: Egal, ob Sie eine Dinnerparty veranstalten, einen Feiertag feiern oder für Gäste mit besonderen Ernährungsbedürfnissen kochen, wir geben Tipps und Rezepte für die Zubereitung unvergesslicher Mahlzeiten, die den unterschiedlichen Geschmäckern und Vorlieben gerecht werden.

Indem Sie Kochtechniken beherrschen, effiziente Strategien zur Essenszubereitung anwenden, kluge Zutatenauswahl treffen und Ihre Küche erfolgreich organisieren, gewinnen Sie Selbstvertrauen und Kompetenz in der Kochkunst und können gleichzeitig Ihre Prädiabetes effektiv in den Griff bekommen. Begeben wir uns auf eine kulinarische Reise voller Geschmack, Kreativität und Nahrung, während wir die Kunst und Wissenschaft des Kochens zur Behandlung von Prädiabetes erkunden.

# Prädiabetisches Kochbuch für Anfänger 2024

**Gesunde Kochmethoden**

Die Wahl der richtigen Kochmethoden kann Ihnen dabei helfen, den Nährwert Ihrer Mahlzeiten zu maximieren und gleichzeitig Prädiabetes wirksam zu bekämpfen. In diesem Abschnitt erkunden wir verschiedene gesunde Kochmethoden, die Ihnen dabei helfen können, zugesetzte Fette und Zucker zu reduzieren, Nährstoffe zu bewahren und den Geschmack Ihrer Gerichte zu verbessern.

## 1. Sautieren und Braten:

- Beim Sautieren und Braten werden Speisen in einer kleinen Menge Öl bei mittlerer bis hoher Hitze schnell gegart.

- Verwenden Sie herzgesunde Öle wie Olivenöl oder Avocadoöl sparsam, um die Pfanne zu bestreichen.

- Integrieren Sie reichlich Gemüse in Ihre Pfannengerichte, um zusätzliche Ballaststoffe und Nährstoffe zu erhalten.

## 2. Braten und Backen:

- Beim Braten und Backen werden Speisen im Ofen mit trockener Hitze gegart.

- Braten Sie Gemüse, Hühnchen, Fisch oder Tofu mit einem Schuss Olivenöl und Ihren Lieblingskräutern und Gewürzen für geschmackvolle und nahrhafte Mahlzeiten.

- Vermeiden Sie das Panieren oder Überziehen von Lebensmitteln mit überschüssigem Öl, um den Kalorien- und Fettgehalt unter Kontrolle zu halten.

### 3. Dämpfen:

- Beim Dämpfen werden Speisen über kochendem Wasser mit Dampf gegart.

- Dämpfen Sie Gemüse, Fisch, Geflügel oder Getreide, um ihre natürlichen Aromen und Nährstoffe zu bewahren, ohne zusätzliche Fette oder Öle hinzuzufügen.

- Investieren Sie in einen Dampfgarkorb oder mikrowellengeeignete Dampfgarbeutel für bequemes Dampfgaren.

### 4. Grillen:

- Beim Grillen werden Speisen über einer offenen Flamme oder Wärmequelle gegart.

- Grillen Sie mageres Eiweiß wie Hähnchenbrust, Fischfilets oder Gemüsespieße für einen rauchigen Geschmack ohne überschüssiges Fett.

- Marinieren Sie Fleisch und Gemüse in aromatischen, zuckerarmen Marinaden oder Rubs, um den Geschmack zu verbessern, ohne ungesunde Zutaten hinzuzufügen.

### 5. Wilderei:

- Beim Pochieren werden Lebensmittel schonend in einer köchelnden Flüssigkeit wie Wasser, Brühe oder Wein gegart.

- Pochieren Sie Eier, Hähnchenbrust oder Fischfilets für zarte und saftige Ergebnisse, ohne dass zusätzliche Fette erforderlich sind.

- Fügen Sie der Pochierungsflüssigkeit Aromastoffe wie Kräuter, Knoblauch und Zwiebeln hinzu, um den Geschmack zu verstärken.

## 6. Grillen:

- Beim Grillen werden Speisen bei starker Hitze im Ofen gegart, ähnlich wie beim Grillen.

- Grillen Sie Fischfilets, Hähnchenbrust oder Gemüsescheiben für eine schnelle und einfache Garmethode, die nur minimale Fettzusätze erfordert.

- Behalten Sie die Lebensmittel beim Grillen im Auge, um ein Anbrennen oder Überkochen zu vermeiden.

## 7. Langsames Kochen:

- Beim langsamen Garen werden Speisen über einen längeren Zeitraum bei niedriger Temperatur gegart, typischerweise in einem Slow Cooker oder Crockpot.

- Verwenden Sie magere Fleischstücke, viel Gemüse sowie aromatische Kräuter und Gewürze, um mit minimalem Aufwand herzhafte und nahrhafte Mahlzeiten zuzubereiten.

- Experimentieren Sie mit Suppen, Eintöpfen, Chilis und Schmorgerichten für wohltuende und sättigende Gerichte.

Indem Sie diese gesunden Kochmethoden in Ihr kulinarisches Repertoire integrieren, können Sie köstliche und nahrhafte Mahlzeiten zubereiten, die Ihre Ziele bei der Behandlung vor Diabetes unterstützen. Experimentieren Sie mit verschiedenen Techniken, Geschmacksrichtungen und Zutaten, um

Ihre Mahlzeiten spannend und sättigend zu gestalten und gleichzeitig Ihre Gesundheit und Ihr Wohlbefinden in den Vordergrund zu stellen.

## Füllen Sie Ihre Speisekammer für den Erfolg

Eine gut gefüllte Speisekammer ist die Grundlage für gesundes Kochen und Essenszubereitung, insbesondere bei der Behandlung von Prädiabetes. Indem Sie wichtige Zutaten griffbereit haben, können Sie ganz einfach nahrhafte Mahlzeiten und Snacks zubereiten, ohne Last-Minute-Einkäufe tätigen zu müssen oder sich auf verarbeitete Fertiggerichte verlassen zu müssen. In diesem Abschnitt befassen wir uns mit den wichtigsten Grundnahrungsmitteln, die Sie in Ihre Speisekammer aufnehmen sollten, um Ihre Ziele bei der Behandlung vor Diabetes zu unterstützen.

### 1. Vollkorn:

- Besorgen Sie sich einen Vorrat an Vollkornprodukten wie braunem Reis, Quinoa, Hafer, Gerste und Vollkornnudeln.

- Vollkornprodukte sind reich an Ballaststoffen, die zur Stabilisierung des Blutzuckerspiegels und zur Förderung des Sättigungsgefühls beitragen.

### 2. Hülsenfrüchte und Hülsenfrüchte:

- Halten Sie eine Auswahl an konservierten oder getrockneten Hülsenfrüchten und Hülsenfrüchten bereit, darunter Bohnen, Linsen, Kichererbsen und Spalterbsen.

- Hülsenfrüchte sind ausgezeichnete Quellen für Proteine, Ballaststoffe und komplexe Kohlenhydrate und eignen sich daher ideal zur Regulierung des Blutzuckerspiegels und zur Unterstützung der allgemeinen Gesundheit.

## 3. Gesunde Fette:

- Wählen Sie herzgesunde Fette wie Olivenöl, Avocadoöl, Kokosöl sowie Nüsse und Samen.

- Diese Fette liefern essentielle Fettsäuren und können helfen, Entzündungen zu reduzieren und die Insulinsensitivität zu verbessern.

## 4. Konserven und Trockenwaren:

- Füllen Sie Ihre Speisekammer mit Tomatenkonserven, Tomatenmark, natriumarmen Brühen, Bohnenkonserven und Fischkonserven wie Thunfisch oder Lachs.

- Diese haltbaren Zutaten sind vielseitig einsetzbar und können als Basis für Suppen, Eintöpfe, Saucen und Aufläufe verwendet werden.

## 5. Kräuter, Gewürze und Gewürze:

- Halten Sie eine Auswahl an getrockneten Kräutern, Gewürzen und Gewürzen bereit, um Ihren Gerichten Geschmack zu verleihen, ohne dass überschüssiges Salz, Zucker oder Fett erforderlich ist.

- Experimentieren Sie mit verschiedenen Geschmacksprofilen wie Italienisch, Mexikanisch, Mediterran oder Asiatisch, um Ihre Mahlzeiten interessant und sättigend zu gestalten.

**6. Nährstoffreiche Snacks:**

- Wählen Sie nährstoffreiche Snacks wie ungesalzene Nüsse, Samen, Trockenfrüchte, Vollkorncracker und Popcorn.

- Diese Snacks liefern Energie und stillen den Hunger zwischen den Mahlzeiten, ohne dass es zu Blutzuckerspitzen kommt.

**7. Gewürze und Saucen:**

- Entscheiden Sie sich für zuckerarme Gewürze und Soßen wie Senf, Essig, Salsa, Marinara-Soße und natriumarme Sojasoße.

- Lesen Sie die Etiketten sorgfältig durch und wählen Sie Produkte mit minimalem Zuckerzusatz und ungesunden Fetten.

**8. Nicht verderbliche Produkte:**

- Besorgen Sie sich einen Vorrat an haltbarem Obst und Gemüse wie Zwiebeln, Knoblauch, Kartoffeln, Süßkartoffeln, Winterkürbis, Äpfeln, Orangen und Bananen.

- Diese Artikel sind länger haltbar und können als Grundlage für viele Mahlzeiten und Rezepte verwendet werden.

Indem Sie Ihre Speisekammer mit diesen wichtigen Zutaten füllen, sind Sie bestens gerüstet, um gesunde und köstliche Mahlzeiten zuzubereiten, die Ihre Ziele bei der Behandlung von Prä-Diabetes unterstützen. Führen Sie regelmäßig eine Bestandsaufnahme Ihrer Speisekammer durch und füllen Sie die Artikel nach Bedarf auf, um sicherzustellen, dass Sie immer die Zutaten zur Hand haben, um nahrhafte und sättigende Mahlzeiten für sich und Ihre Familie zuzubereiten.

# Prädiabetisches Kochbuch für Anfänger 2024

<u>Küchengeräte und Gadgets für das Kochen vor Diabetes</u>

Mit den richtigen Küchenutensilien und -geräten kann die Zubereitung von Mahlzeiten einfacher und effizienter werden, insbesondere bei der Behandlung von Prädiabetes. In diesem Abschnitt befassen wir uns mit wichtigen Küchengeräten, die Ihnen dabei helfen können, gesunde und köstliche Mahlzeiten zuzubereiten und gleichzeitig Ihre Ziele bei der Behandlung vor Diabetes zu unterstützen.

## 1. Hochwertiges Kochmesser:

- Zum präzisen und einfachen Hacken, Schneiden und Würfeln von Obst, Gemüse und Proteinen ist ein scharfes Kochmesser unerlässlich.

- Investieren Sie in ein hochwertiges Kochmesser, das angenehm und ausgewogen in der Hand liegt, um die Zubereitung von Mahlzeiten angenehmer zu gestalten.

## 2. Schneidebretter:

- Verwenden Sie separate Schneidebretter für Obst und Gemüse, Fleisch und Geflügel, um Kreuzkontaminationen zu vermeiden.

- Wählen Sie Schneidebretter aus langlebigen Materialien wie Bambus oder Kunststoff, die leicht zu reinigen und zu pflegen sind.

## 3. Antihaftbeschichtetes Kochgeschirr:

- Antihaftbeschichtete Pfannen und Töpfe eignen sich ideal zum Kochen mit minimalem Zusatz von Fetten oder Ölen und eignen sich daher für die Behandlung von Prädiabetes.

- Suchen Sie nach antihaftbeschichtetem Kochgeschirr aus sicheren und langlebigen Materialien wie Keramik oder PFOA-freien Beschichtungen.

### 4. Ofenfestes Backgeschirr:

- Backgeschirr wie Backbleche, Auflaufformen und Muffinformen sind für das Braten von Gemüse, das Backen von Aufläufen und die Zubereitung gesunder Desserts unerlässlich.

- Wählen Sie ofenfestes Backgeschirr aus strapazierfähigen Materialien, das die Hitze gleichmäßig verteilt, um gleichmäßige Ergebnisse zu erzielen.

### 5. Dampfkorb oder Einsatz:

- Mit einem Dampfkorb oder -einsatz können Sie Gemüse, Fisch, Geflügel und Getreide problemlos dämpfen, ohne dass zusätzliche Fette oder Öle erforderlich sind.

- Suchen Sie nach zusammenklappbaren oder verstellbaren Dampfgarkörben, die für eine Vielzahl von Topfgrößen geeignet sind, um Vielseitigkeit zu gewährleisten.

### 6. Mixer oder Küchenmaschine:

- Ein Mixer oder eine Küchenmaschine ist von unschätzbarem Wert für die Zubereitung von Smoothies, Saucen, Suppen, Dips und Nussbutter.

- Wählen Sie einen Hochleistungsmixer oder eine Küchenmaschine mit mehreren Geschwindigkeitseinstellungen und langlebigen Klingen für ein gleichmäßiges und effizientes Mixen.

## 7. Sofort ablesbares Thermometer:

- Ein sofort ablesbares Thermometer sorgt dafür, dass Fleisch, Geflügel und Fisch auf die richtige Innentemperatur gegart werden, um Sicherheit und optimalen Geschmack zu gewährleisten.

- Suchen Sie nach einem digitalen, sofort ablesbaren Thermometer mit schneller Reaktionszeit und gut ablesbarem Display.

## 8. Messbecher und Löffel:

- Präzise Messbecher und -löffel sind für die Portionskontrolle und präzise Abmessung der Zutaten beim Kochen und Backen unerlässlich.

- Wählen Sie langlebige und leicht zu reinigende Messwerkzeuge aus Edelstahl oder BPA-freiem Kunststoff.

## 9. Salatschleuder:

- Eine Salatschleuder macht das Waschen und Trocknen von Salatblättern und Kräutern zum Kinderspiel und sorgt dafür, dass sie für Salate und andere Gerichte sauber und knackig sind.

- Suchen Sie nach einer Salatschleuder mit abnehmbarem Korb und einfach zu bedienendem Schleudermechanismus für eine effiziente Wasserentfernung.

## 10. Lagerbehälter:

- Investieren Sie in verschiedene luftdichte Aufbewahrungsbehälter zur Aufbewahrung von Essensresten, Zutaten für die Zubereitung von Mahlzeiten und vorgefertigten Mahlzeiten.

- Wählen Sie Behälter aus Glas oder BPA-freiem Kunststoff, die mikrowellengeeignet, spülmaschinenfest und zur einfachen Aufbewahrung stapelbar sind.

Indem Sie Ihre Küche mit diesen wichtigen Werkzeugen und Geräten ausstatten, sind Sie gut darauf vorbereitet, gesunde und köstliche Mahlzeiten zuzubereiten, die Ihre Ziele bei der Behandlung von Prädiabetes unterstützen. Experimentieren Sie mit verschiedenen Rezepten und Kochtechniken, um Ihre Küchengeräte optimal zu nutzen und die Zubereitung nahrhafter Mahlzeiten für sich und Ihre Lieben zu genießen.

## KAPITEL 6



Ein gesundes Frühstück ist unerlässlich, um gut in den Tag zu starten, insbesondere bei der Behandlung von Prädiabetes. In diesem Kapitel erkunden wir eine Vielzahl geschmackvoller und nahrhafter Frühstücksrezepte, die voller wichtiger Nährstoffe, Ballaststoffe und Proteine sind, um den Blutzuckerspiegel zu stabilisieren und Sie bis zur nächsten Mahlzeit zufrieden zu stellen. Egal, ob Sie süße oder herzhafte Frühstücksoptionen bevorzugen, in dieser Sammlung köstlicher Rezepte ist für jeden etwas dabei.

Lassen Sie uns in die folgenden Frühstücksrezeptideen eintauchen:

1. **Perfekter griechischer Joghurt:**

   - Überziehen Sie griechischen Joghurt mit frischen Beeren, Nüssen und einem Schuss Honig für ein proteinreiches und antioxidantienreiches Frühstück, das sowohl sättigend als auch köstlich ist.

2. **Gemüseomelett:**

   - Bereiten Sie ein lockeres Omelett mit sautiertem Gemüse wie Spinat, Paprika, Zwiebeln und Pilzen zu und erhalten Sie so eine herzhafte und nährstoffreiche Morgenmahlzeit.

3. **Vollkornpfannkuchen:**

   - Machen Sie flauschige Vollkornpfannkuchen aus Vollkornmehl oder Haferflocken und belegen Sie sie mit geschnittenen Bananen, Beeren und einem Klecks griechischem Joghurt für zusätzliches Protein und Geschmack.

4. **Avocado-Toast mit Eiern:**

   - Verteilen Sie zerdrückte Avocado auf Vollkorntoast und belegen Sie es mit einem pochierten oder Spiegelei, Kirschtomaten und einer Prise roter Paprikaflocken für ein sättigendes und nahrhaftes Frühstück.

5. **Smoothie-Bowl:**

   - Gefrorenes Obst wie Beeren, Bananen und Spinat mit griechischem Joghurt und einem Schuss Mandelmilch glatt rühren und anschließend mit Müsli, Nüssen, Samen und frischem Obst belegen, um ein erfrischendes und sättigendes Frühstück zu erhalten.

6. **Vollkorn-Frühstücks-Burrito:**

   - Füllen Sie eine Vollkorn-Tortilla mit Rührei, schwarzen Bohnen, gewürfeltem Gemüse, Salsa und Avocado für ein herzhaftes und proteinreiches Frühstück für unterwegs.

7. **Overnight Oats:**

   - Kombinieren Sie Haferflocken mit griechischem Joghurt, Mandelmilch, Chiasamen und Ihren Lieblingszutaten wie Nüssen, Samen und Früchten in einem Glas und stellen Sie es über Nacht in den Kühlschrank, um eine praktische und nahrhafte Frühstücksoption zu erhalten.

8. **Eier-Muffinförmchen:**

   - Backen Sie Eier, gewürfeltes Gemüse und Käse in Muffinformen, um tragbare und proteinreiche Eiermuffinförmchen zu erhalten, die Sie im Voraus zubereiten und die ganze Woche über genießen können.

9. **Quinoa-Frühstücksbowl:**

   - Kochen Sie Quinoa in Mandelmilch und Zimt und garnieren Sie es mit geschnittenen Bananen, Nüssen, Samen und einem Schuss Ahornsirup für eine herzhafte und nährstoffreiche Frühstücksschüssel.

10. **Frühstücks-Smoothie:**

    - Für einen nährstoffreichen und energiespendenden Frühstücks-Smoothie Spinat, Grünkohl, Banane, Mandelmilch, Proteinpulver und einen Löffel Nussbutter glatt rühren.

Diese schmackhaften und nahrhaften Frühstücksrezepte sollen Ihren Tag mit einem Energieschub und essentiellen Nährstoffen ankurbeln und gleichzeitig Ihre Ziele bei der Behandlung von Prä-Diabetes unterstützen.

Experimentieren Sie mit verschiedenen Zutaten und Geschmacksrichtungen, um diese Rezepte an Ihren Geschmack und Ihre Vorlieben anzupassen, und genießen Sie jeden Morgen ein köstliches und sättigendes Frühstück.

## Frühstücks-Grundlagen: Den Tag richtig beginnen

Das Frühstück wird oft als die wichtigste Mahlzeit des Tages bezeichnet, und das aus gutem Grund. Es versorgt Sie mit der Energie und den Nährstoffen, die Sie benötigen, um Ihren Stoffwechsel anzukurbeln und Ihren Körper und Ihr Gehirn für den kommenden Tag zu stärken. Bei der Behandlung von Prädiabetes ist es besonders wichtig, den Tag mit einem ausgewogenen und nahrhaften Frühstück zu beginnen, um den Blutzuckerspiegel zu stabilisieren und Energieeinbrüche im späteren Tagesverlauf zu verhindern. In diesem Abschnitt erläutern wir die Grundlagen für die Zubereitung eines gesunden Frühstücks, das Sie auf Erfolgskurs bringt.

**1. Priorisieren Sie Protein:**

- Wenn Sie Ihrem Frühstück eine Quelle mageren Proteins hinzufügen, bleiben Sie bis zur nächsten Mahlzeit satt und zufrieden und stabilisieren gleichzeitig den Blutzuckerspiegel.

- Wählen Sie proteinreiche Optionen wie Eier, griechischen Joghurt, Hüttenkäse, Tofu, mageres Fleisch oder pflanzliche Proteinquellen wie Bohnen und Linsen.

## 2. Ballaststoffe einarbeiten:

- Ballaststoffreiche Lebensmittel verlangsamen die Aufnahme von Glukose in den Blutkreislauf, verhindern so einen Anstieg des Blutzuckerspiegels und fördern die Gesundheit des Verdauungssystems.

- Nehmen Sie ballaststoffreiche Lebensmittel wie Vollkornprodukte, Obst, Gemüse, Nüsse, Samen und Hülsenfrüchte in Ihr Frühstück auf, um das Sättigungsgefühl zu steigern und das allgemeine Wohlbefinden zu unterstützen.

## 3. Entscheiden Sie sich für Vollkornprodukte:

- Wenn Sie sich für Vollkornprodukte anstelle von raffiniertem Getreide entscheiden, erhalten Sie komplexe Kohlenhydrate, die langsamer verdaut werden und den ganzen Morgen über anhaltende Energie liefern.

- Genießen Sie Vollkorngetreide, Brot, Hafer, Quinoa oder braunen Reis als Teil Ihres Frühstücks, um die Ballaststoffaufnahme zu steigern und einen stabilen Blutzuckerspiegel zu fördern.

## 4. Gesunde Fette einbeziehen:

- Gesunde Fette tragen zu Sättigungs- und Zufriedenheitsgefühlen bei und unterstützen die Herzgesundheit und die Gehirnfunktion.

- Integrieren Sie gesunde Fettquellen wie Avocado, Nüsse, Samen, Nussbutter und Olivenöl in Ihr Frühstück, um Ihren Mahlzeiten Geschmack und Textur zu verleihen.

### 5. Portionsgrößen beachten:

- Achten Sie auf die Portionsgrößen, um zu vermeiden, dass Sie zu viel essen und überschüssige Kalorien zu sich nehmen, was zu Gewichtszunahme und Blutzuckerspitzen führen kann.

- Verwenden Sie Messbecher, Löffel oder visuelle Hinweise, um die richtige Portionsgröße für Lebensmittel wie Müsli, Joghurt und Nüsse abzuschätzen.

### 6. Minimieren Sie zugesetzten Zucker:

- Die Begrenzung des Zuckerzusatzes in Ihrem Frühstück trägt dazu bei, einen schnellen Anstieg des Blutzuckerspiegels zu verhindern und unterstützt die allgemeine Gesundheit.

- Wählen Sie ungesüßte oder leicht gesüßte Optionen für Müsli, Joghurt und Getränke und entscheiden Sie sich bei Bedarf für natürliche Süßungsmittel wie Obst oder einen Spritzer Honig oder Ahornsirup.

### 7. Bleiben Sie hydriert:

- Wenn Sie morgens viel Wasser trinken, können Sie Ihren Körper nach einer Nachtruhe wieder mit Feuchtigkeit versorgen und den ganzen Tag über eine optimale Flüssigkeitszufuhr gewährleisten.

- Versuchen Sie, Ihrem Frühstück ein Glas Wasser beizufügen und den ganzen Morgen über ausreichend Flüssigkeit zu sich zu nehmen.

Indem Sie diese Frühstücksgrundlagen befolgen und eine Vielzahl nährstoffreicher Lebensmittel in Ihre Morgenmahlzeit integrieren, können Sie gut in den Tag starten und Ihre Ziele bei der Behandlung vor Diabetes unterstützen. Experimentieren Sie mit verschiedenen Kombinationen und Rezepten, um Ihr Frühstück interessant und angenehm zu gestalten und gleichzeitig Ihre Gesundheit und Ihr Wohlbefinden in den Vordergrund zu stellen.

## Schnelle und einfache Frühstücksideen

Der Morgen kann hektisch sein, aber das bedeutet nicht, dass Sie auf das Frühstück verzichten müssen. Mit ein wenig Planung und ein paar einfachen Zutaten können Sie im Handumdrehen ein nahrhaftes und sättigendes Frühstück zaubern. In diesem Abschnitt erkunden wir schnelle und einfache Frühstücksideen, die sich perfekt für geschäftige Morgen eignen und an Ihren Geschmack und Ihre Ernährungsvorlieben angepasst werden können.

**1. Overnight Oats:**

- Kombinieren Sie Haferflocken mit griechischem Joghurt, Mandelmilch, Chiasamen und Ihren Lieblingszutaten wie Beeren, Nüssen und Samen in einem Glas.

- Stellen Sie die Mischung über Nacht in den Kühlschrank und genießen Sie morgens unterwegs ein cremiges und sättigendes Frühstück.

### 2. Perfekter griechischer Joghurt:

- Geben Sie griechischen Joghurt mit Müsli, geschnittenen Bananen, Beeren und einem Spritzer Honig in ein Glas oder Gefäß und erhalten Sie so ein proteinreiches und köstliches Frühstück.

### 3. Frühstücks-Smoothie:

- Mischen Sie gefrorenes Obst, Spinat oder Grünkohl, griechischen Joghurt, Mandelmilch und eine Kugel Proteinpulver für einen schnellen und nährstoffreichen Frühstücks-Smoothie.

- Passen Sie Ihren Smoothie mit zusätzlichen Zutaten wie Nussbutter, Samen oder Hafer an, um ihm mehr Geschmack und Textur zu verleihen.

### 4. Avocado-Toast:

- Toasten Sie Vollkornbrot und belegen Sie es mit zerdrückter Avocado, Tomatenscheiben, einer Prise Feta-Käse und einem Schuss Balsamico-Glasur für eine einfache und sättigende Frühstücksoption.

### 5. Gemüseomelett:

- Eier mit gewürfeltem Gemüse wie Paprika, Zwiebeln, Spinat und Tomaten verquirlen und die Mischung in einer beschichteten Pfanne kochen, um ein proteinreiches und nährstoffreiches Frühstück zu erhalten.

## 6. Vollkorngetreide:

- Wählen Sie ein ballaststoffreiches, zuckerarmes Vollkorn-Müsli und garnieren Sie es mit frischem Obst, Nüssen, Samen und einem Schuss Milch oder Joghurt für eine schnelle und praktische Frühstücksoption.

## 7. Erdnussbutter-Bananen-Wrap:

- Verteilen Sie Erdnussbutter auf einer Vollkorn-Tortilla und belegen Sie sie mit geschnittenen Bananen und einem Schuss Honig oder Zimt für ein sättigendes und tragbares Frühstücks-Wrap.

## 8. Hüttenkäse-Schüssel:

- Servieren Sie Hüttenkäse in einer Schüssel und garnieren Sie ihn mit frischem Obst, Nüssen, Samen und einer Prise Zimt oder Honig für ein proteinreiches und nährstoffreiches Frühstück.

## 9. Frühstücks-Burrito:

- Füllen Sie eine Vollkorn-Tortilla mit Rührei, schwarzen Bohnen, gewürfeltem Gemüse, Salsa und Avocado und erhalten Sie eine herzhafte und tragbare Frühstücksoption, die Sie auch unterwegs genießen können.

## 10. Chia-Samen-Pudding:

- Chiasamen mit Mandelmilch, Vanilleextrakt und etwas Süßstoff vermischen und die Mischung über Nacht in den Kühlschrank stellen, bis sie eingedickt ist.

- Belegen Sie den Chiasamen-Pudding mit frischem Obst, Nüssen oder Kokosflocken für einen nahrhaften und köstlichen Frühstücksgenuss.

Diese schnellen und einfachen Frühstücksideen eignen sich perfekt für geschäftige Morgen, wenn Sie unterwegs eine nahrhafte und sättigende Mahlzeit benötigen. Experimentieren Sie mit verschiedenen Zutaten und Geschmacksrichtungen, um Ihr Frühstück interessant und angenehm zu gestalten und gleichzeitig Ihre Ziele bei der Behandlung von Prädiabetes zu unterstützen.

<u>Herzhafte Frühstücksrezepte, die Sie bis zum Mittagessen satt halten</u>

Ein herzhaftes Frühstück ist unerlässlich, um Sie mit der Energie und den Nährstoffen zu versorgen, die Sie brauchen, um durch den Morgen zu kommen und den Hunger bis zur Mittagszeit in Schach zu halten. In diesem Abschnitt stellen wir Ihnen herzhafte Frühstücksrezepte vor, die voller Proteine, Ballaststoffe und gesunder Fette sind und dafür sorgen, dass Sie sich stundenlang satt und mit Energie versorgt fühlen. Diese Rezepte sind nicht nur köstlich und nahrhaft, sondern eignen sich auch perfekt zur Behandlung von Prädiabetes und zur Unterstützung Ihrer allgemeinen Gesundheit und Ihres Wohlbefindens.

**1. Frühstücksauflauf mit Gemüse und Eiern:**

- Heizen Sie den Ofen auf 350 °F (175 °C) vor. In einer Pfanne gewürfeltes Gemüse wie Paprika, Zwiebeln, Spinat und Pilze anbraten, bis es weich ist. In einer Rührschüssel Eier, Milch, Salz, Pfeffer und Ihre Lieblingskräuter verquirlen. Eine Auflaufform einfetten und das sautierte Gemüse gleichmäßig auf dem Boden verteilen. Die Eiermischung über das Gemüse gießen und mit geriebenem Käse bestreuen. 25–30 Minuten backen oder bis die Eier fest sind und der Käse goldbraun ist. In Quadrate schneiden und heiß servieren.

**2. Quinoa-Frühstücksbowl mit Beeren und Mandeln:**

- Quinoa nach Packungsanleitung kochen. In einer Schüssel gekochtes Quinoa mit griechischem Joghurt, frischen Beeren (wie Erdbeeren, Blaubeeren und Himbeeren), Mandelblättchen und einem Schuss Honig oder Ahornsirup schichten. Für zusätzlichen Geschmack mit Zimt bestreuen. Genießen Sie diese proteinreiche Frühstücksbowl für einen herzhaften und nahrhaften Start in den Tag.

**3. Süßkartoffelhasch mit Eiern:**

- Olivenöl in einer Pfanne bei mittlerer Hitze erhitzen. Gewürfelte Süßkartoffeln hinzufügen und kochen, bis sie weich und goldbraun sind. Gewürfelte Zwiebeln, Paprika und Spinat in die Pfanne geben und anbraten, bis das Gemüse weich ist. Machen Sie Vertiefungen im Haschisch und schlagen Sie in jede Vertiefung Eier auf. Decken Sie die Pfanne ab und kochen Sie, bis die Eier den gewünschten Gargrad erreicht haben. Mit Salz, Pfeffer und Ihren Lieblingskräutern würzen. Heiß servieren, mit Avocadoscheiben belegen, für ein herzhaftes und sättigendes Frühstück.

**4. Frühstücks-Burrito mit schwarzen Bohnen und Avocado:**

- Erwärmen Sie eine Vollkorn-Tortilla in einer Pfanne oder Mikrowelle. Die Tortilla mit Avocadopüree bestreichen und mit gekochten schwarzen Bohnen, Rührei, Tomatenwürfeln, geriebenem Käse und Salsa belegen. Rollen Sie die Tortilla auf, falten Sie die Seiten ein, um die Füllung zu fixieren, und servieren Sie sie sofort für ein herzhaftes und proteinreiches Frühstück, das Sie bis zum Mittagessen satt hält.

### 5. Frühstücksmuffins mit Spinat und Feta:

- Heizen Sie den Ofen auf 175 °C (350 °F) vor und fetten Sie eine Muffinform mit Kochspray ein. In einer Rührschüssel Eier, Milch, gehackten Spinat, zerbröckelten Feta-Käse, gewürfelte Tomaten und Ihre Lieblingskräuter verquirlen. Gießen Sie die Eiermischung in die Muffinförmchen und füllen Sie sie jeweils zu etwa drei Vierteln. 20–25 Minuten backen oder bis die Muffins fest und goldbraun sind. Vor dem Servieren etwas abkühlen lassen. Genießen Sie diese tragbaren und proteinreichen Frühstücksmuffins für eine herzhafte Morgenmahlzeit.

### 6. Frühstücks-Quinoa-Bowl mit pochiertem Ei und Avocado:

- Quinoa nach Packungsanleitung kochen. In einer Schüssel gekochtes Quinoa mit Avocadoscheiben, Kirschtomaten, gedünstetem Brokkoli und einem pochierten Ei schichten. Mit Olivenöl beträufeln und mit Salz, Pfeffer und roten Pfefferflocken bestreuen, um ein herzhaftes und nahrhaftes Frühstück voller Geschmack und Textur zu erhalten.

### 7. Gefüllte Paprika zum Frühstück:

- Paprika längs halbieren und Kerne und Häutchen entfernen. Füllen Sie jede Paprikahälfte mit Rührei, gekochtem Quinoa oder braunem Reis, schwarzen Bohnen, gewürfelten Tomaten und geriebenem Käse. Im Ofen bei 190 °C (375 °F) 20–25 Minuten backen oder bis die Paprikaschoten weich und die Füllung durchgewärmt sind. Vor dem Servieren mit frischen Kräutern und Avocadoscheiben garnieren – ein herzhaftes und sättigendes Frühstück, das ebenso nahrhaft wie köstlich ist.

## 8. Erdnussbutter-Bananen-Protein-Pfannkuchen:

- In einer Rührschüssel zerdrückte reife Bananen, Eier, Vanilleextrakt und eine Kugel Proteinpulver glatt rühren. Erhitzen Sie eine beschichtete Pfanne bei mittlerer Hitze und gießen Sie den Pfannkuchenteig in die Pfanne, wobei Sie für jeden Pfannkuchen etwa ¼ Tasse Teig verwenden. Kochen, bis sich auf der Oberfläche Blasen bilden, dann umdrehen und auf beiden Seiten goldbraun braten. Heiß mit einem Klecks Erdnussbutter und geschnittenen Bananen servieren, um ein proteinreiches und sättigendes Frühstück zu erhalten, das Sie bis zum Mittagessen satt hält.

## 9. Frühstücksquiche mit Spinat und Speck:

- Heizen Sie den Ofen auf 375 °F (190 °C) vor. Eine Tortenform mit einem Tortenboden auslegen und beiseite stellen. Den gewürfelten Speck in einer Pfanne knusprig braten, dann aus der Pfanne nehmen und auf Küchenpapier abtropfen lassen. In derselben Pfanne gehackten Spinat anbraten, bis er zusammenfällt. In einer Rührschüssel Eier, Milch, geriebenen Käse, Salz, Pfeffer und Ihre Lieblingskräuter verquirlen. Den gekochten Speck und den Spinat unterrühren und die Mischung dann in den vorbereiteten Tortenboden gießen. 35–40 Minuten backen oder bis die Quiche fest und goldbraun ist. Vor dem Schneiden und Servieren etwas abkühlen lassen. Genießen Sie diese proteinreiche Frühstücksquiche für eine herzhafte und sättigende Morgenmahlzeit.

**10. Frühstücks-Power-Bowl mit Tofu-Rührei und geröstetem Gemüse:**

- Heizen Sie den Ofen auf 400 °F (200 °C) vor. Vermengen Sie gewürfeltes Gemüse wie Süßkartoffeln, Paprika, Zwiebeln und Brokkoli mit Olivenöl, Salz, Pfeffer und Ihren Lieblingskräutern. Das Gemüse in einer einzigen Schicht auf einem Backblech verteilen und im Ofen 25–30 Minuten lang rösten, bis es weich und karamellisiert ist. Bereiten Sie in der Zwischenzeit das Tofu-Rührei zu, indem Sie festen Tofu zerbröckeln und ihn mit gewürfelten Zwiebeln, Knoblauch und Spinat in einer Pfanne anbraten, bis er durchgeheizt ist. Für Farbe mit Salz, Pfeffer und Kurkuma würzen. Servieren Sie das Tofu-Rührei mit dem gerösteten Gemüse und den Avocadoscheiben für eine herzhafte und nährstoffreiche Frühstücksschüssel, die Sie bis zum Mittagessen satt hält.

Diese herzhaften Frühstücksrezepte sind perfekt, um Ihren Morgen mit Energie zu versorgen und Sie bis zur Mittagszeit satt zu machen. Experimentieren Sie mit verschiedenen Zutaten und Geschmacksrichtungen, um diese Rezepte an Ihren Geschmack und Ihre Vorlieben anzupassen, und genießen Sie einen nahrhaften und köstlichen Start in den Tag.

**KAPITEL 7**



In diesem Kapitel stellen wir Ihnen eine Vielzahl sättigender Mittag- und Abendessenrezepte vor, die nicht nur köstlich sind, sondern auch Ihre Ziele bei der Behandlung von Prädiabetes unterstützen. Diese Rezepte sind vollgepackt mit nährstoffreichen Zutaten, ausgewogenen Aromen und gesunden Köstlichkeiten, damit Sie sich den ganzen Tag über satt und genährt fühlen. Von herzhaften Salaten bis hin zu würzigen Pfannengerichten ist in dieser Sammlung von Rezepten, die darauf ausgelegt sind, die Mahlzeiten sowohl genussvoll als auch nahrhaft zu gestalten, für jeden etwas dabei.

Lassen Sie uns eintauchen und neue Favoriten entdecken, die Sie zu Ihrem wöchentlichen Essenswechsel hinzufügen können.

1. **Mittelmeer-Quinoa-Salat:**

   - Kombinieren Sie gekochtes Quinoa mit gewürfelten Gurken, Kirschtomaten, Kalamata-Oliven, roten Zwiebeln und zerbröckeltem Feta-Käse in einer großen Schüssel.

   - Mit Olivenöl, Zitronensaft und einer Prise getrocknetem Oregano und Petersilie beträufeln.

   - Mischen Sie die Mischung und servieren Sie sie gekühlt als erfrischende und sättigende Option zum Mittag- oder Abendessen.

2. **Gegrillte Hähnchen- und Gemüsespieße:**

- Hähnchenbruststücke, Paprika, Zucchini, Zwiebeln und Kirschtomaten auf Spieße stecken.

- Mit Olivenöl bestreichen und mit Salz, Pfeffer und Ihren Lieblingskräutern und Gewürzen würzen.

- Grillen, bis das Hähnchen gar ist und das Gemüse zart und verkohlt ist.

- Servieren Sie es mit Vollkorn-Couscous oder braunem Reis für eine proteinreiche und geschmackvolle Mahlzeit.

3. **Lachs mit geröstetem Spargel und Quinoa:**

- Lachsfilets mit Olivenöl, Zitronensaft, gehacktem Knoblauch, Salz und Pfeffer würzen.

- Auf ein mit Backpapier ausgelegtes Backblech legen und im Ofen rösten, bis es gar und flockig ist.

- In der Zwischenzeit die Spargelstangen mit Olivenöl, Salz und Pfeffer vermischen und rösten, bis sie weich und karamellisiert sind.

- Servieren Sie den gebratenen Lachs und den Spargel mit gekochtem Quinoa und einem Spritzer frischem Zitronensaft für ein leichtes, aber sättigendes Abendessen.

4. **Gemüsepfanne mit Tofu:**

- Sesamöl in einer großen Pfanne oder einem Wok bei mittlerer bis hoher Hitze erhitzen.

- Gewürfelten Tofu dazugeben und unter Rühren goldbraun und knusprig braten.

- Den Tofu aus der Pfanne nehmen und beiseite stellen.

- In Scheiben geschnittene Paprika, Erbsen, Karotten, Brokkoli und Pilze in die Pfanne geben und unter Rühren anbraten, bis sie zart-knusprig sind.

- Geben Sie den Tofu wieder in die Pfanne und fügen Sie eine Sauce aus Sojasauce, Knoblauch, Ingwer und einem Hauch Honig hinzu.

- Servieren Sie die Gemüsepfanne über gekochtem braunem Reis oder Quinoa für eine sättigende und geschmackvolle Mahlzeit.

5.  **Puten- und schwarze Bohnen-Chili:**

- In einem großen Topf Olivenöl bei mittlerer Hitze erhitzen und gewürfelte Zwiebeln, Paprika und Knoblauch anbraten, bis sie weich sind.

- Fügen Sie gemahlenen Truthahn hinzu und kochen Sie ihn, bis er gebräunt ist. Brechen Sie ihn dabei mit einem Löffel auf.

- Tomatenwürfel aus der Dose, schwarze Bohnen, Mais, Chilipulver, Kreuzkümmel, Paprika und Oregano unterrühren.

- 20–30 Minuten köcheln lassen, bis sich die Aromen vermischt haben und das Chili eingedickt ist.

- Heiß servieren mit Toppings wie geriebenem Käse, geschnittenen Frühlingszwiebeln und einem Klecks griechischem Joghurt für ein wohliges und sättigendes Abendessen.

6.  **Mit Caprese gefüllte Portobello-Pilze:**

   - Entfernen Sie die Stiele der Portobello-Pilze und legen Sie sie auf ein mit Backpapier ausgelegtes Backblech.

   - Füllen Sie jede Pilzkappe mit geschnittenen Tomaten, frischem Mozzarella-Käse und frischen Basilikumblättern.

   - Mit Balsamico-Glasur und Olivenöl beträufeln und mit Salz und Pfeffer würzen.

   - Im Ofen backen, bis die Pilze weich sind und der Käse geschmolzen ist und Blasen bildet.

   - Heiß servieren als sättigendes vegetarisches Abendessen, das sowohl nahrhaft als auch köstlich ist.

7.  **Garnelen-Gemüse-Pfanne:**

   - Sesamöl in einer großen Pfanne oder einem Wok bei mittlerer bis hoher Hitze erhitzen.

   - Geschälte und entdarmte Garnelen hinzufügen und unter Rühren anbraten, bis sie rosa und undurchsichtig sind.

   - Die Garnelen aus der Pfanne nehmen und beiseite stellen.

- In Scheiben geschnittene Paprika, Erbsen, Karotten, Brokkoli und Pilze in die Pfanne geben und unter Rühren anbraten, bis sie zart-knusprig sind.

- Geben Sie die Garnelen wieder in die Pfanne und fügen Sie eine Sauce aus Sojasauce, Knoblauch, Ingwer und einem Hauch Honig hinzu.

- Servieren Sie die Garnelen-Gemüse-Pfanne über gekochtem braunem Reis oder Quinoa für eine proteinreiche und geschmackvolle Mahlzeit.

8. **Vegetarische Buddha Bowl:**

- Gekochte Quinoa oder braunen Reis in einer Schüssel anrichten und mit gerösteten Süßkartoffeln, Kichererbsen, gedünstetem Grünkohl, Avocadoscheiben und einer Prise Sesam bestreuen.

- Mit Tahini-Dressing oder Ihrer Lieblingssauce beträufeln, um ein nahrhaftes und sättigendes Mittag- oder Abendessen voller pflanzlicher Köstlichkeiten zu erhalten.

9. **Hühnchen-Gemüse-Curry:**

- In einem großen Topf Kokosöl bei mittlerer Hitze erhitzen und gewürfelte Zwiebeln, Paprika und Knoblauch anbraten, bis sie weich sind.

- Gewürfelte Hähnchenbrust dazugeben und anbraten, bis sie von allen Seiten gebräunt ist.

- Currypulver, Kurkuma, Kreuzkümmel, Koriander und Ingwer einrühren und kochen, bis es duftet.

- Gewürfelte Tomaten aus der Dose und Kokosmilch hinzufügen und 20–30 Minuten köcheln lassen, bis das Huhn gar ist und die Aromen miteinander verschmolzen sind.

- Heiß über gekochtem braunem Reis oder Quinoa servieren, garniert mit frischem Koriander und einer Prise davonKalk.

10. **Gegrillter Hühnersalat mit gemischtem Gemüse und Gemüse:**

- Hähnchenbrust in Olivenöl, Zitronensaft, Knoblauch und Kräutern marinieren und dann grillen, bis sie gar sind. Servieren Sie gegrillte Hähnchenscheiben auf einem Bett aus gemischtem Gemüse mit gewürfeltem Gemüse wie Tomaten, Gurken, Paprika und Karotten. Mit Balsamico-Vinaigrette beträufeln und für zusätzlichen Geschmack und Knusprigkeit mit Feta-Käse und gerösteten Nüssen oder Samen bestreuen.

11. **Mit Quinoa und schwarzen Bohnen gefüllte Paprika:**

- Paprika längs halbieren und Kerne und Häutchen entfernen. Füllen Sie jede Paprikahälfte mit gekochtem Quinoa, schwarzen Bohnen, gewürfelten Tomaten, Mais und geriebenem Käse. Im Ofen backen, bis die Paprika weich sind und die Füllung durchgewärmt ist. Vor dem Servieren mit frischen Koriander- und Avocadoscheiben garnieren.

## 12. Lachs- und Spargelfolienpakete:

- Lachsfilets und Spargelstangen auf ein Blatt Alufolie legen. Mit Olivenöl, Zitronensaft, Knoblauch und Ihren Lieblingskräutern und Gewürzen beträufeln. Falten Sie die Folie zu Päckchen und backen Sie sie im Ofen, bis der Lachs gar ist und der Spargel zart ist. Heiß servieren mit einer Beilage braunem Reis oder Quinoa für eine nahrhafte und sättigende Mahlzeit.

## 13. Gemüsepfanne mit Tofu oder Garnelen:

- Braten Sie Ihr Lieblingsgemüse wie Brokkoli, Paprika, Zuckererbsen und Pilze in einem Wok oder einer Pfanne mit Knoblauch, Ingwer und Sojasauce an. Fügen Sie gewürfelten Tofu oder Garnelen als Eiweiß hinzu und kochen Sie, bis alles durchgeheizt ist. Servieren Sie es zu gekochtem braunem Reis oder Nudeln und erhalten Sie ein schmackhaftes und sättigendes Pfannengericht.

## 14. Puten- und Gemüse-Chili:

- In einem großen Topf gewürfelte Zwiebeln, Paprika, Karotten und Sellerie anbraten, bis sie weich sind. Putenhackfleisch dazugeben und anbraten, bis es braun ist. Dosentomaten, schwarze Bohnen, Kidneybohnen, Mais, Chilipulver, Kreuzkümmel und Paprika unterrühren. Köcheln lassen, bis sich die Aromen vermischen und das Chili durchgewärmt ist. Heiß mit einem Klecks griechischem Joghurt oder Sauerrahm und einer Prise geriebenem Käse servieren.

15. **Mediterrane Hähnchen-Quinoa-Bowl:**

- Hähnchenbrust mit mediterranen Kräutern und Gewürzen wie Oregano, Basilikum, Knoblauch und Zitronenschale würzen. Grillen oder backen, bis alles gar ist, dann in Streifen schneiden. Servieren Sie Hähnchenscheiben auf gekochtem Quinoa mit Kirschtomaten, Gurkenscheiben, Oliven, Feta-Käse und einem Schuss Tzatziki-Sauce.

16. **Gemüse- und Linsensuppe:**

- In einem großen Topf gewürfelte Zwiebeln, Karotten, Sellerie und Knoblauch anbraten, bis sie weich sind. Fügen Sie getrocknete Linsen, Dosentomaten, Gemüsebrühe und Ihre Lieblingskräuter und -gewürze hinzu. Köcheln lassen, bis die Linsen weich sind und die Suppe aromatisch ist. Heiß servieren mit einer Scheibe Vollkornbrot oder gemischtem Gemüse als Beilage für eine wohltuende und nahrhafte Mahlzeit.

17. **Wrap mit gegrilltem Gemüse und Hummus:**

- Grillen Sie geschnittenes Gemüse wie Zucchini, Auberginen, Paprika und Zwiebeln, bis es weich ist. Vollkorn-Tortillas mit Hummus bestreichen und mit gegrilltem Gemüse, frischem Spinat oder Rucola und zerbröckeltem Feta-Käse belegen. Rollen Sie die Wraps auf und servieren Sie sie sofort als sättigendes und tragbares Mittag- oder Abendessen.

## 18. Garnelen-Avocado-Salat mit Zitrus-Dressing:

- Vermengen Sie gekochte Garnelen mit gemischtem Gemüse, geschnittenen Avocado-, Grapefruit- oder Orangenstücken und gerösteten Mandeln oder Walnüssen. Mit einer Zitrusvinaigrette aus frischem Zitronen- oder Limettensaft, Olivenöl, Honig und Dijon-Senf beträufeln, um einen erfrischenden und aromatischen Salat zu erhalten.

## 19. Gemüse-Kichererbsen-Curry:

- Gewürfelte Zwiebeln, Knoblauch und Ingwer in einem großen Topf anbraten, bis es duftet. Fügen Sie gewürfeltes Gemüse wie Blumenkohl, Karotten, Kartoffeln und Paprika sowie Kichererbsen aus der Dose und Kokosmilch hinzu. Köcheln lassen, bis das Gemüse weich und das Curry eingedickt ist. Heiß über gekochtem braunem Reis oder Quinoa servieren, garniert mit frischem Koriander und einem Spritzer Limette.

Diese sättigenden Rezepte für Mittag- und Abendessen sind perfekt, um Ihren Körper mit Energie zu versorgen, Sie den ganzen Tag über zufrieden zu halten und gleichzeitig Ihre Ziele bei der Behandlung von Diabetes zu unterstützen. Experimentieren Sie mit verschiedenen Zutaten und Geschmacksrichtungen, um diese Rezepte an Ihren Geschmack und Ihre

Vorlieben anzupassen, und genießen Sie nahrhafte und köstliche Mahlzeiten, die optimale Gesundheit und Wohlbefinden fördern

<u>Einfache Salatkreationen zum Mittagessen</u>

Salate sind eine vielseitige und sättigende Option zum Mittagessen, da sie eine erfrischende Kombination aus Aromen und Texturen bieten und gleichzeitig eine Vielzahl nahrhafter Zutaten enthalten. In diesem Abschnitt erkunden wir einfache Salatkreationen, die sich leicht zusammenstellen lassen und sich perfekt als leichte und nahrhafte Mittagsmahlzeit genießen lassen. Von klassischen Kombinationen bis hin zu kreativen Variationen – diese Salate sorgen dafür, dass Sie den ganzen Tag über satt und voller Energie sind.

1. **Klassischer Caesar-Salat:**

   - Kombinieren Sie knackigen Römersalat mit hausgemachtem Caesar-Dressing, geriebenem Parmesan und Knoblauchcroutons für eine zeitlose und sättigende Salatoption.

   - Fügen Sie nach Wunsch gegrillte Hähnchenbrust oder Garnelen hinzu, um zusätzliches Protein und Geschmack zu erhalten.

2. **Mediterraner Kichererbsensalat:**

   - Kichererbsen aus der Dose mit Gurkenwürfeln, Kirschtomaten, roten Zwiebeln, Kalamata-Oliven und zerbröckeltem Feta-Käse in einer Schüssel vermengen.

- Mit Olivenöl, Zitronensaft und einer Prise getrocknetem Oregano und Petersilie beträufeln, um eine erfrischende und aromatische Salatvariante zu erhalten.

3. **Asiatischer Quinoa Salat:**

- Gekochte Quinoa mit geriebenem Rotkohl, geraspelten Karotten, geschnittenen Paprikaschoten, Edamame und gehackten Frühlingszwiebeln in eine Schüssel geben.

- Mit einem hausgemachten Erdnuss- oder Sesamdressing beträufeln und mit gehackten Erdnüssen oder Sesamkörnern garnieren, um für mehr Knusprigkeit und Geschmack zu sorgen.

4. **Caprese-Salat mit Balsamico-Glasur:**

- Ordnen Sie Scheiben frischen Mozzarella-Käses, reife Tomaten und frische Basilikumblätter auf einer Servierplatte an.

- Mit Balsamico-Glasur und nativem Olivenöl extra beträufeln und mit Salz und Pfeffer würzen, um eine einfache, aber elegante Salatvariante zu erhalten.

5. **Griechischer Salat mit Tzatziki-Dressing:**

- Gewürfelte Gurken, Kirschtomaten, rote Zwiebeln, Kalamata-Oliven und zerbröckelten Feta-Käse in einer Schüssel vermengen.

- Mit hausgemachtem Tzatziki-Dressing aus griechischem Joghurt, geriebener Gurke, Knoblauch, Zitronensaft und Dill beträufeln, um einem klassischen griechischen Salat eine cremige und würzige Note zu verleihen.

6. **Südwestlicher Schwarzbohnen-Mais-Salat:**

- Schwarze Bohnen aus der Dose, Maiskörner, gewürfelte Paprika, Kirschtomaten, rote Zwiebeln und gehackten Koriander in einer Schüssel vermischen.

- Mit einer Limettenvinaigrette aus Limettensaft, Olivenöl, Knoblauch, Kreuzkümmel und Chilipulver vermengen, um eine lebendige und aromatische Salatoption zu erhalten.

7. **Quinoa-Grünkohl-Salat mit Zitronenvinaigrette:**

- Kombinieren Sie gekochte Quinoa mit fein gehacktem Grünkohl, Apfelwürfeln, getrockneten Preiselbeeren, Mandelblättchen und zerbröckeltem Feta-Käse in einer Schüssel.

- Mit einer hausgemachten Zitronenvinaigrette aus Zitronensaft, Olivenöl, Dijon-Senf und Honig beträufeln, um eine leichte und erfrischende Salatvariante zu erhalten.

8. **Thunfisch-Nicoise-Salat:**

- Ordnen Sie gekochte grüne Bohnen, Salzkartoffeln, hartgekochte Eier, Kirschtomaten, Kalamata-Oliven und Thunfischkonserven auf einem Bett aus gemischtem Salat an.

- Mit einer Dijon-Vinaigrette aus Dijon-Senf, Rotweinessig, Olivenöl und Kräutern beträufeln, um eine herzhafte und sättigende Salatoption zu erhalten.

9. **Spinat-Erdbeer-Salat mit Mohn-Dressing:**

- Babyspinatblätter mit geschnittenen Erdbeeren, gerösteten Pekannüssen, zerbröckeltem Ziegenkäse und dünn geschnittenen roten Zwiebeln in einer Schüssel vermengen.

- Mit einem hausgemachten Mohndressing aus griechischem Joghurt, Honig, Apfelessig und Mohn beträufeln, um eine süße und würzige Geschmackskombination zu erhalten.

10. **Cobb-Salat mit cremigem Avocado-Dressing:**

- Ordnen Sie den gehackten Römersalat auf einer Servierplatte an und belegen Sie ihn mit Reihen gewürfelter gegrillter Hähnchenbrust, knusprigem Speck, hartgekochten Eiern, Kirschtomaten, gewürfelten Avocados und zerbröckeltem Blauschimmelkäse.

- Mit einem cremigen Avocado-Dressing aus zerdrückter Avocado, griechischem Joghurt, Limettensaft, Knoblauch und Koriander beträufeln, um eine sättigende und aromatische Salatoption zu erhalten.

Diese einfachen Salatkreationen eignen sich perfekt für die Mittagszeit und bieten eine köstliche Kombination aus Aromen und Texturen sowie nahrhafte Zutaten, die dafür sorgen, dass Sie sich den ganzen Tag über satt und voller Energie fühlen. Experimentieren Sie mit verschiedenen

Kombinationen von Zutaten und Dressings, um Ihre eigenen Salate zu kreieren und genießen Sie eine erfrischende und nahrhafte Mahlzeit, die Ihre Ziele bei der Behandlung von Prädiabetes unterstützt.

## Nährende Suppen- und Eintopfrezepte

Suppen und Eintöpfe sind wohltuende und nahrhafte Mahlzeiten, die sich besonders in der kälteren Jahreszeit perfekt zum Mittag- oder Abendessen eignen. Vollgepackt mit Gemüse, Eiweiß und aromatischer Brühe sind diese Rezepte nicht nur köstlich, sondern auch voller essentieller Nährstoffe, die Sie bei der Behandlung Ihrer Prädiabetesziele unterstützen. In diesem Abschnitt stellen wir Ihnen eine Vielzahl herzhafter und sättigender Suppen- und Eintopfrezepte vor, die einfach zuzubereiten sind und Sie perfekt von innen heraus aufwärmen.

1. **Gemüse-Minestrone-Suppe:**

   - In einem großen Topf gewürfelte Zwiebeln, Karotten, Sellerie und Knoblauch in Olivenöl anbraten, bis sie weich sind.

   - Gewürfelte Tomaten, Gemüsebrühe, gekochte Bohnen (z. B. Kidneybohnen oder Cannellini-Bohnen) und gehackten Grünkohl oder Spinat hinzufügen.

   - Mit italienischen Kräutern, Salz und Pfeffer würzen und köcheln lassen, bis das Gemüse zart ist.

   - Heiß servieren und mit einer Prise geriebenem Parmesankäse bestreuen, um eine herzhafte und nahrhafte Mahlzeit zu erhalten.

2. **Hühner- und Gemüsesuppe:**

- In einem großen Topf gewürfelte Hähnchenbrust, Hühnerbrühe, gewürfelte Karotten, Sellerie, Zwiebeln und Knoblauch vermengen.

- Fügen Sie für den Geschmack Kräuter wie Thymian, Rosmarin und Lorbeerblätter hinzu und lassen Sie es köcheln, bis das Huhn gar und das Gemüse zart ist.

- Gekochte Nudeln oder Reis und gehackten Spinat oder Grünkohl unterrühren und köcheln lassen, bis alles durchgeheizt ist.

- Heiß servieren mit knusprigem Brot zum Dippen für eine wohltuende und sättigende Mahlzeit.

3. **Rindfleisch-Gersten-Eintopf:**

- In einem großen Topf oder Schmortopf das geschmorte Rindfleisch in Olivenöl anbraten, bis es von allen Seiten scharf angebraten ist.

- Gewürfelte Zwiebeln, Karotten, Sellerie und Knoblauch hinzufügen und anbraten, bis sie weich sind.

- Rinderbrühe, Tomatenwürfel, Graupen und Kräuter wie Thymian und Lorbeerblätter einrühren.

- Köcheln lassen, bis das Rindfleisch zart und die Gerste gar ist.

- Heiß servieren und mit einer Prise gehackter Petersilie bestreuen, um eine herzhafte und sättigende Mahlzeit zu erhalten.

4. **Vegetarische Linsensuppe:**

- In einem großen Topf gewürfelte Zwiebeln, Karotten, Sellerie und Knoblauch in Olivenöl anbraten, bis sie weich sind.

- Getrocknete Linsen, Gemüsebrühe, Tomatenwürfel und Kräuter wie Kreuzkümmel, Koriander und geräuchertes Paprikapulver hinzufügen.

- Köcheln lassen, bis die Linsen weich sind und sich die Aromen vermischt haben.

- Gehackten Grünkohl oder Spinat unterrühren und köcheln lassen, bis er zusammengefallen ist.

- Heiß servieren, mit einem Spritzer Zitronensaft darüber, für eine geschmackvolle und nahrhafte Mahlzeit.

5. **Tomaten-Basilikum-Suppe:**

- In einem großen Topf gewürfelte Zwiebeln und Knoblauch in Olivenöl anbraten, bis sie weich sind.

- Gewürfelte Tomaten aus der Dose, Gemüsebrühe und gehacktes frisches Basilikum hinzufügen.

- Köcheln lassen, bis sich die Aromen vermischt haben, dann die Suppe mit einem Stabmixer oder Standmixer glatt pürieren.

- Für noch mehr Cremigkeit einen Spritzer Sahne oder Kokosmilch unterrühren, falls gewünscht.

- Heiß servieren und mit einer Prise frisch gemahlenem schwarzem Pfeffer bestreuen, um eine wohltuende und geschmackvolle Mahlzeit zu erhalten.

6. **Truthahn Chili:**

- In einem großen Topf das Putenhackfleisch in Olivenöl anbraten, bis es gar ist.

- Gewürfelte Zwiebeln, Paprika und Knoblauch hinzufügen und anbraten, bis sie weich sind.

- Gewürfelte Tomaten aus der Dose, Tomatensauce, gekochte Bohnen (z. B. Kidneybohnen oder schwarze Bohnen), Chilipulver, Kreuzkümmel und Paprika unterrühren.

- Köcheln lassen, bis sich die Aromen vermischt haben und das Chili eingedickt ist.

- Heiß servieren mit Toppings wie geriebenem Käse, gewürfelter Avocado und gehacktem Koriander für eine sättigende und geschmackvolle Mahlzeit.

7. **Butternut-Kürbis-Suppe:**

- In einem großen Topf gewürfelte Zwiebeln, Karotten und Sellerie in Olivenöl anbraten, bis sie weich sind.

- Geschälten und gewürfelten Butternusskürbis, Gemüsebrühe und Kräuter wie Salbei und Muskatnuss hinzufügen.

- Köcheln lassen, bis der Kürbis weich ist, dann die Suppe mit einem Stabmixer oder Standmixer glatt pürieren.

- Für noch mehr Cremigkeit bei Bedarf einen Schuss Kokosmilch unterrühren.

- Heiß servieren und mit einer Prise gerösteter Kürbiskerne bestreuen, um eine wohltuende und nahrhafte Mahlzeit zu erhalten.

8. **Gemüse-Bohnen-Chili:**

- In einem großen Topf gewürfelte Zwiebeln, Paprika und Knoblauch in Olivenöl anbraten, bis sie weich sind.

- Fügen Sie gewürfelte Tomaten, Tomatensauce, gekochte Bohnen (z. B. Kidneybohnen, schwarze Bohnen oder Kichererbsen), gewürfelte Karotten, Sellerie und Maiskörner hinzu.

- Für den Geschmack Chilipulver, Kreuzkümmel, Paprika und geräucherten Paprika hinzufügen.

- Köcheln lassen, bis sich die Aromen vermischt haben und das Chili eingedickt ist.

- Heiß servieren mit Toppings wie geriebenem Käse, gewürfelten Avocados und geschnittenen Frühlingszwiebeln für eine herzhafte und sättigende Mahlzeit.

9. **Hühnchen Tortilla Suppe:**

- In einem großen Topf gewürfelte Zwiebeln, Paprika und Knoblauch in Olivenöl anbraten, bis sie weich sind.

- Gewürfelte Tomaten, Hühnerbrühe, gekochte, zerkleinerte Hähnchenbrust, gewürfelte grüne Chilis und Maiskörner hinzufügen.

- Mit Chilipulver, Kreuzkümmel und Paprika würzen.

- Köcheln lassen, bis es durchgeheizt ist, dann heiß mit Toppings wie zerstoßenen Tortillachips, geriebenem Käse, gewürfelten Avocados und gehacktem Koriander servieren – für eine Tex-Mex-inspirierte Mahlzeit.

10. **Gemüse-Quinoa-Eintopf:**

- In einem großen Topf gewürfelte Zwiebeln, Karotten, Sellerie und Knoblauch in Olivenöl anbraten, bis sie weich sind.

- Gewürfelte Tomaten, Gemüsebrühe, gekochtes Quinoa sowie gewürfelte Zucchini, gelben Kürbis und Paprika hinzufügen.

- Mit italienischen Kräutern, Salz und Pfeffer würzen und köcheln lassen, bis das Gemüse zart ist.

- Gehackten Spinat oder Grünkohl unterrühren und köcheln lassen, bis er zusammengefallen ist.

- Heiß servieren und mit einer Prise geriebenem Parmesankäse bestreuen, um eine sättigende und geschmackvolle Mahlzeit zu erhalten.

Diese nahrhaften Suppen- und Eintopfrezepte sind perfekt, um Sie an kühlen Tagen aufzuwärmen und Ihnen eine wohltuende und sättigende Mahlzeit zu bieten, die Ihre Ziele bei der Behandlung von Diabetes vor dem Diabetes unterstützt. Experimentieren Sie mit verschiedenen Kombinationen von Zutaten und Geschmacksrichtungen, um Ihre eigenen Suppen und Eintöpfe zu kreieren, und genießen Sie eine köstliche und nahrhafte Mahlzeit, die Körper und Seele nährt.

## Gesunde Abendessenideen für die ganze Familie

Das Abendessen ist eine Gelegenheit, als Familie zusammenzukommen und eine nahrhafte Mahlzeit zu genießen, die sowohl die Geschmacksnerven als auch die Nährstoffbedürfnisse des Körpers befriedigt. In diesem Abschnitt erkunden wir eine Vielzahl gesunder Abendessenideen, die einfach zuzubereiten, köstlich zu essen und perfekt für die Ernährung der ganzen Familie geeignet sind. Von herzhaften Aufläufen bis hin zu geschmackvollen Eintopfgerichten – diese Rezepte werden mit Sicherheit zu einem festen Bestandteil Ihres wöchentlichen Abendessens.

1. **Gebackenes Zitronen-Kräuter-Hähnchen:**

   - Hähnchenbrust in einer Mischung aus Zitronensaft, Olivenöl, gehacktem Knoblauch und frischen Kräutern wie Rosmarin, Thymian und Oregano marinieren.

   - Im Ofen backen, bis es durchgegart und goldbraun ist, und mit geröstetem Gemüse und Quinoa oder braunem Reis servieren, um eine gesunde und sättigende Mahlzeit zu erhalten.

2. **Gemüse Lasagne:**

   - Gekochte Lasagne-Nudeln mit Marinara-Sauce, sautiertem Gemüse wie Spinat, Zucchini und Paprika sowie Ricotta-Käse in einer Auflaufform schichten.

   - Mit geriebenem Mozzarella-Käse belegen und backen, bis es sprudelt und goldbraun ist – für ein wohliges und nahrhaftes Abendessen.

3. **Lachs und Gemüse aus der Blechpfanne:**

   - Lachsfilets und verschiedene gehackte Gemüsesorten wie Brokkoli, Paprika und Kirschtomaten auf einem Blech anrichten.

- Mit Olivenöl beträufeln, mit Salz, Pfeffer und Kräutern wie Dill und Zitronenschale würzen und im Ofen rösten, bis der Lachs gar und das Gemüse zart ist.

- Heiß servieren mit einem Spritzer frischem Zitronensaft für ein einfaches, aber sättigendes Abendessen.

4. **Putenfleischbällchen-Subs:**

- Aus Putenhackfleisch Fleischbällchen formen und im Ofen backen, bis es gar ist.

- Servieren Sie es auf Vollkorn-Hoagie-Brötchen mit Marinara-Sauce und geschmolzenem Mozzarella-Käse und garnieren Sie es mit frischem Basilikum für eine gesunde und köstliche Variante eines klassischen Wohlfühlessens.

5. **Gefüllte Paprikaschoten:**

- Schneiden Sie die Oberseite der Paprika ab und entfernen Sie die Kerne und Membranen.

- Füllen Sie jede Paprika mit einer Mischung aus gekochtem Quinoa, magerem Puten- oder Rindfleisch, gewürfelten Tomaten, schwarzen Bohnen, Mais und Gewürzen wie Kreuzkümmel und Chilipulver.

- Im Ofen backen, bis die Paprikaschoten weich und die Füllung durchgewärmt sind, und heiß servieren, um ein nahrhaftes und aromatisches Abendessen zu erhalten.

6. **Gemüsepfanne mit Tofu:**

   - Gewürfelten Tofu in Sesamöl anbraten, bis er goldbraun und knusprig ist.

   - In Scheiben geschnittene Paprika, Erbsen, Karotten, Brokkoli und Pilze in die Pfanne geben und unter Rühren anbraten, bis sie zart-knusprig sind.

   - Rühren Sie eine Sauce aus Sojasauce, Knoblauch, Ingwer und einem Hauch Honig hinzu und servieren Sie es heiß zu gekochtem braunem Reis oder Quinoa für eine sättigende und gesunde Mahlzeit.

7. **Hühnchen-Gemüse-Curry:**

   - Gewürfelte Hähnchenbrust in Kokosöl anbraten, bis sie braun sind, dann aus der Pfanne nehmen und beiseite stellen.

   - In derselben Pfanne gewürfelte Zwiebeln, Paprika, Karotten und Kartoffeln anbraten, bis sie weich sind.

   - Currypulver, Kurkuma, Kreuzkümmel und Koriander einrühren und kochen, bis es duftet.

   - Geben Sie das Hähnchen zurück in die Pfanne, fügen Sie Kokosmilch und gewürfelte Tomaten hinzu und lassen Sie es köcheln, bis das Hähnchen gar ist und das Gemüse zart ist.

- Servieren Sie heiß über gekochtem Basmatireis oder Blumenkohlreis für ein geschmackvolles und sättigendes Abendessen.

8. **Pilz-Spinat-Risotto:**

- Gewürfelte Zwiebeln und gehackten Knoblauch in Olivenöl anbraten, bis sie weich sind.

- Fügen Sie Arborio-Reis hinzu und kochen Sie ihn, bis er leicht geröstet ist. Fügen Sie dann nach und nach unter ständigem Rühren Gemüsebrühe hinzu, bis der Reis cremig und zart ist.

- Fügen Sie sautierte Pilze, gehackten Spinat, geriebenen Parmesan und einen Spritzer Zitronensaft hinzu, um ein cremiges und wohltuendes Abendessen zu erhalten, das perfekt für die ganze Familie ist.

9. **Hähnchen-Gemüse-Auflauf in einer Pfanne:**

- Hähnchenschenkel und verschiedene gehackte Gemüsesorten wie Kartoffeln, Karotten und Rosenkohl auf einem Backblech anrichten.

- Mit Olivenöl beträufeln, mit Salz, Pfeffer und Kräutern wie Thymian und Rosmarin würzen und im Ofen rösten, bis das Hähnchen gar und das Gemüse zart ist.

- Heiß servieren mit einer Beilage Vollkornbrot oder Brötchen für ein einfaches und gesundes Abendessen, das nur minimale Reinigung erfordert.

### 10. Vegetarische Taco-Bowls:

- Quinoa oder braunen Reis nach Packungsanleitung kochen und auf Schüsseln verteilen.

- Mit gekochten schwarzen Bohnen, sautierten Paprika und Zwiebeln, gewürfelten Tomaten, Avocadoscheiben, geriebenem Salat und einem Klecks griechischem Joghurt oder Sauerrahm belegen.

- Mit gehacktem Koriander und Limettenschnitzen garnieren und heiß servieren, um ein individuelles und nahrhaftes Abendessen zu erhalten, das mit Sicherheit der ganzen Familie schmeckt.

Diese gesunden Abendessenideen eignen sich perfekt für die Ernährung der ganzen Familie und stecken voller nahrhafter Zutaten und köstlicher Aromen, die jeder lieben wird. Ganz gleich, ob Sie Lust auf Klassiker der Hausmannskost oder leichtere Optionen mit viel Gemüse haben, in dieser Sammlung von Rezepten ist für jeden etwas dabei, das das Abendessen sowohl köstlich als auch nahrhaft macht.

## KAPITEL 8

---



---

In diesem Kapitel erkunden wir eine Vielzahl köstlicher Snacks und Desserts, die sowohl zufriedenstellend sind als auch Ihre Ziele bei der Behandlung von Prädiabetes unterstützen. Von gesunden Snacks bis hin zu köstlichen Leckereien sind diese Rezepte darauf ausgelegt, Ihren Heißhunger zu stillen und gleichzeitig Ihren Blutzuckerspiegel unter Kontrolle zu halten. Ganz gleich, ob Sie auf der Suche nach einem Muntermacher für die Mittagszeit oder einem süßen Abschluss Ihrer Mahlzeit sind, in dieser Rezeptsammlung finden Sie zahlreiche Optionen zum Genießen.

1. **Apfelscheiben mit Mandelbutter:**

   - Schneiden Sie Äpfel in Scheiben und servieren Sie sie mit einem Klecks Mandelbutter für einen sättigenden Snack, der reich an Ballaststoffen, Vitaminen und gesunden Fetten ist.

2. **Perfekter griechischer Joghurt:**

   - Überziehen Sie griechischen Joghurt mit frischen Beeren, geschnittenen Bananen und einer Prise Müsli und erhalten Sie so einen nahrhaften und köstlichen Snack oder Nachtisch.

3. **Gemüsesticks mit Hummus:**

   - Schneiden Sie Karottenstifte, Selleriestifte, Paprikastreifen und Gurkenscheiben in Stücke und servieren Sie sie mit Hummus für einen knusprigen und sättigenden Snack voller Ballaststoffe und Nährstoffe.

4. **Studentenfutter:**

   - Mischen Sie verschiedene Nüsse, Samen und Trockenfrüchte wie Mandeln, Walnüsse, Kürbiskerne, Sonnenblumenkerne, getrocknete Preiselbeeren und Rosinen zu einem tragbaren und nährstoffreichen Snack.

5. **Käse- und Vollkorncracker:**

   - Kombinieren Sie Käsescheiben mit Vollkorncrackern für einen sättigenden Snack, der reich an Proteinen und Ballaststoffen ist.

6. **Süßkartoffelpommes:**

   - Schneiden Sie Süßkartoffeln in Pommes frites, vermengen Sie sie mit Olivenöl und Gewürzen wie Paprika und Knoblauchpulver und backen Sie sie im Ofen, bis sie knusprig sind, um einen köstlichen und nahrhaften Snack oder eine Beilage zu erhalten.

7. **Avocado Toast:**

   - Verteilen Sie zerdrückte Avocado auf Vollkorn-Toast und belegen Sie es mit Tomatenscheiben, einer Prise Meersalz und einem Spritzer Balsamico-Glasur für einen leckeren Snack oder eine leichte Mahlzeit.

8. **Energiebisse:**

- Mischen Sie Haferflocken, Mandelbutter, Honig, Chiasamen und dunkle Schokoladenstückchen und rollen Sie die Mischung zu mundgerechten Kugeln, um einen tragbaren und energiespendenden Snack zu erhalten.

9. **Gefrorene Trauben:**

- Frieren Sie Weintrauben ein und erhalten Sie einen erfrischenden und natürlich süßen Snack, der Ihre Naschkatzen ohne Zuckerzusatz perfekt stillt.

10. **Dunkle Schokoladenrinde:**

- Dunkle Schokolade schmelzen und auf einem mit Backpapier ausgelegten Backblech verteilen.

- Geben Sie gehackte Nüsse, Trockenfrüchte und eine Prise Meersalz darüber und stellen Sie es dann in den Kühlschrank, bis es fest ist, bevor Sie es in Stücke brechen, um ein sättigendes und köstliches Dessert zu erhalten.

Diese köstlichen Snacks und Desserts sind perfekt, um Ihren Heißhunger zu stillen und gleichzeitig Ihre Ziele bei der Behandlung vor Diabetes zu unterstützen. Ganz gleich, ob Sie auf der Suche nach einem schnellen und einfachen Snack für unterwegs oder einem sättigenden Dessert zum Verwöhnen nach dem Abendessen sind, in dieser Rezeptsammlung finden

Sie zahlreiche Optionen zur Auswahl, die darauf ausgelegt sind, Ihren Blutzuckerspiegel stabil zu halten Ihre Geschmacksknospen glücklich.

## Gesunde Snack-Optionen für zwischendurch

Wenn Sie zwischen den Mahlzeiten Hunger verspüren, ist es wichtig, nach Snacks zu greifen, die nicht nur Ihr Verlangen stillen, sondern auch Ihre Ziele bei der Behandlung vor Diabetes unterstützen. In diesem Abschnitt stellen wir Ihnen verschiedene gesunde Snacks vor, die sowohl lecker als auch nahrhaft sind und Ihnen dabei helfen, den ganzen Tag über energiegeladen und konzentriert zu bleiben, ohne dass es zu einem Anstieg Ihres Blutzuckerspiegels kommt. Von knackigem Gemüse bis hin zu proteinreichen Leckereien sind diese Snacks perfekt, um Ihren Hunger zu stillen, ohne Ihre Gesundheitsziele zu gefährden.

1. **Knusprige Gemüsesticks mit Guacamole:**

   - Schneiden Sie knackiges Gemüse wie Karotten, Sellerie, Paprika und Gurken in Stifte und servieren Sie sie mit hausgemachter Guacamole für einen sättigenden und nährstoffreichen Snack.

2. **Hart gekochte Eier:**

   - Kochen Sie eine Menge Eier hart und halten Sie sie bereit, um einen schnellen und proteinreichen Snack zu erhalten, der Sie bis zur nächsten Mahlzeit satt und zufrieden macht.

3. **Griechischer Joghurt mit Beeren:**

   - Genießen Sie eine Portion griechischen Joghurt mit frischen Beeren wie Erdbeeren, Blaubeeren oder Himbeeren für einen cremigen und antioxidantienreichen Snack, der perfekt zur Befriedigung Ihrer Naschkatzen geeignet ist.

4. **Gemischte Nüsse und Samen:**

   - Kreieren Sie Ihre eigene Studentenfuttermischung, indem Sie verschiedene Nüsse und Samen wie Mandeln, Walnüsse, Kürbiskerne und Sonnenblumenkerne kombinieren, um einen knusprigen und nährstoffreichen Snack zu erhalten.

5. **Hüttenkäse mit Ananas:**

   - Kombinieren Sie Hüttenkäse mit frischen Ananasstücken für einen proteinreichen und erfrischenden Snack, der perfekt ist, um den Hunger zwischen den Mahlzeiten zu stillen.

6. **Hausgemachtes Popcorn:**

   - Popcorn aus der Luft platzen lassen und mit Gewürzen wie Paprika, Knoblauchpulver und Nährhefe würzen, um einen geschmackvollen und kalorienarmen Snack zu erhalten, der sich perfekt zum Stillen von Heißhungerattacken eignet, ohne zu viel zu genießen.

7. **Kirschtomaten mit Mozzarella-Kugeln:**

   - Spießen Sie Kirschtomaten und Mini-Mozzarella-Kugeln auf Zahnstocher und erhalten Sie einen schnellen und einfachen Snack, der sowohl sättigend als auch voller Geschmack ist.

8. **Edamame-Schoten:**

   - Dämpfen Sie Edamame-Schoten und bestreuen Sie sie mit Meersalz, um einen protein- und ballaststoffreichen Snack zu erhalten, der sich perfekt zum Knabbern zwischen den Mahlzeiten eignet.

9. **Vollkorncracker mit Hummus:**

   - Genießen Sie Vollkorn-Cracker mit einer Kugel Hummus als sättigenden und ballaststoffreichen Snack, der perfekt ist, um den Hunger zu stillen und dafür zu sorgen, dass Sie sich bis zur nächsten Mahlzeit satt fühlen.

10. **Geschnittener Apfel mit Mandelbutter:**

    - Schneiden Sie Äpfel in Scheiben und servieren Sie sie mit einem Klecks Mandelbutter, um einen süßen und sättigenden Snack zu erhalten, der Ihre Naschkatzen perfekt befriedigt und gleichzeitig eine gute Balance aus Kohlenhydraten, Proteinen und gesunden Fetten bietet.

Diese gesunden Snack-Optionen sind perfekt, um Ihren Hunger zwischen den Mahlzeiten zu stillen und gleichzeitig Ihre Ziele bei der Behandlung vor Diabetes zu unterstützen. Egal, ob Sie Lust auf etwas Süßes, Herzhaftes oder Knuspriges haben, auf dieser Liste finden Sie eine Snack-Option für jeden Geschmack und jedes Ernährungsbedürfnis. Genießen Sie diese nahrhaften Snacks als Teil einer ausgewogenen Ernährung, um Ihr Energieniveau stabil zu halten und Ihren Blutzuckerspiegel den ganzen Tag über unter Kontrolle zu halten.

## Desserts ohne schlechtes Gewissen, um Ihre Naschkatzen zu befriedigen

Wenn Sie sich ein köstliches Dessert gönnen, müssen Sie Ihre Gesundheitsziele nicht aufgeben. In diesem Abschnitt stellen wir Ihnen eine Vielzahl köstlicher und nahrhafter Dessertoptionen vor, die Sie ohne schlechtes Gewissen genießen können und die es Ihnen ermöglichen, Ihre Naschkatzen zu stillen, ohne befürchten zu müssen, dass Ihre Bemühungen zur Behandlung Ihrer Prädiabetes-Erkrankung zunichte gemacht werden könnten. Von fruchtigen Leckereien bis hin zu dekadenten Schokoladengenuss – diese Desserts eignen sich perfekt für den maßvollen Genuss im Rahmen einer ausgewogenen Ernährung.

1. **Beeren-Joghurt-Parfait:**

   - Geben Sie griechischen Joghurt mit frischen Beeren wie Erdbeeren, Blaubeeren und Himbeeren in ein Glas und erhalten Sie so ein farbenfrohes und antioxidantienreiches Dessert, das sowohl cremig als auch erfrischend ist.

2. **In Schokolade getunkte Erdbeeren:**

   - Tauchen Sie frische Erdbeeren in geschmolzene dunkle Schokolade und legen Sie sie auf ein mit Backpapier ausgelegtes Backblech, um ein einfaches und dekadentes Dessert zu erhalten, mit dem Sie Ihr Verlangen nach Schokolade ohne schlechtes Gewissen stillen können.

3. **Gefrorene Bananenhäppchen:**

   - Schneiden Sie Bananen in Scheiben und verteilen Sie Erdnussbutter oder Mandelbutter zwischen zwei Scheiben, um Bananensandwiches zuzubereiten.

   - Tauchen Sie jedes Bananensandwich in geschmolzene dunkle Schokolade und legen Sie es zum Einfrieren auf ein mit Backpapier ausgelegtes Backblech, bis es fest ist, um einen köstlichen und sättigenden gefrorenen Leckerbissen zu erhalten.

4. **Hausgemachtes Fruchteis am Stiel:**

   - Mischen Sie frische oder gefrorene Früchte wie Mangos, Beeren und Kiwi mit einem Schuss Fruchtsaft oder Kokoswasser und gießen Sie die Mischung in Eis am Stiel-Formen.

   - Einfrieren, bis es fest ist, um ein erfrischendes und natürlich süßes Dessert zu erhalten, das sich perfekt zum Genießen an heißen Sommertagen eignet.

5.  **Chia-Samen Pudding:**

- Chiasamen mit ungesüßter Mandelmilch oder Kokosmilch und einem Hauch Honig oder Ahornsirup vermischen und über Nacht im Kühlschrank ruhen lassen, damit es eindickt.

- Mit frischem Obst, Nüssen und einer Prise Zimt garniert servieren, um ein cremiges und nahrhaftes Dessert voller Ballaststoffe und Omega-3-Fettsäuren zu erhalten.

6.  **Bratapfel-Crisp:**

- Äpfel entkernen, in Scheiben schneiden und mit einer Mischung aus Zimt, Muskatnuss und einem Hauch Honig oder Ahornsirup vermischen.

- Die Apfelscheiben in einer Auflaufform verteilen und mit einer Mischung aus Haferflocken, Mandelmehl, gehackten Nüssen und einem Schuss geschmolzenem Kokosöl belegen.

- Im Ofen backen, bis die Äpfel zart und der Belag goldbraun sind. So entsteht ein warmes und wohliges Dessert, das sich perfekt zum Genießen an gemütlichen Abenden eignet.

7.  **Kokos-Mango-Sorbet:**

- Gefrorene Mangostücke mit Kokosmilch und einem Spritzer Limettensaft vermischen, bis eine glatte und cremige Masse entsteht.

- Frieren Sie die Mischung gemäß den Anweisungen des Herstellers in einer Eismaschine ein, um ein tropisches und erfrischendes Sorbet zu erhalten, das perfekt zur Befriedigung Ihrer Naschkatzen geeignet ist.

8. **Gebackene Pfirsiche mit griechischem Joghurt:**

- Reife Pfirsiche halbieren, entkernen und mit der Schnittfläche nach oben in eine Auflaufform legen.

- Mit Honig oder Ahornsirup beträufeln, mit Zimt bestreuen und im Ofen backen, bis es weich ist.

- Heiß servieren mit einem Klecks griechischem Joghurt und einer Prise gehackter Nüsse für ein einfaches, aber sättigendes Dessert voller Geschmack.

9. **Dunkles Schokoladen-Avocado-Mousse:**

- Mischen Sie reife Avocados, ungesüßtes Kakaopulver, Honig oder Ahornsirup und einen Spritzer Vanilleextrakt, bis eine glatte und cremige Masse entsteht.

- Im Kühlschrank kalt stellen und mit frischen Beeren und einer Prise gehobelter dunkler Schokolade garnieren – ein reichhaltiges und dekadentes Dessert voller gesunder Fette und Antioxidantien.

10. **Mandelbutter-Bananen-Nice-Creme:**

- Reife Bananen einfrieren und mit Mandelbutter und einem Schuss Mandelmilch vermischen, bis eine glatte, cremige Konsistenz entsteht.

- Servieren Sie es sofort und erhalten Sie ein cremiges und köstliches Dessert, das Ihren Eishunger ohne zugesetzten Zucker und Konservierungsstoffe perfekt stillt.

Diese Desserts ohne schlechtes Gewissen sind perfekt, um Ihre Naschkatzen zu stillen, ohne Ihre Bemühungen zur Behandlung von Prä-Diabetes zunichte zu machen. Ganz gleich, ob Sie Lust auf etwas Fruchtiges, Schokoladenes oder Cremiges haben, auf dieser Liste gibt es für jeden Geschmack und jedes Ernährungsbedürfnis die passende Dessertoption. Genießen Sie diese köstlichen Leckereien als Teil einer ausgewogenen Ernährung, um Ihren Heißhunger zu stillen und Ihren Blutzuckerspiegel stabil zu halten, während Sie sich etwas Süßes gönnen.

## Smart Swaps für Ihre Lieblingsleckereien

Der Genuss Ihrer Lieblingsleckereien muss nicht bedeuten, dass Sie Ihre Gesundheitsziele aufgeben. In diesem Abschnitt erkunden wir einige clevere Alternativen zum Austausch traditioneller Dessertzutaten, die es Ihnen ermöglichen, Ihre Lieblingsleckereien zu genießen und gleichzeitig Ihre Bemühungen zur Behandlung von Prä-Diabetes zu unterstützen. Von gesünderen Süßungsmitteln bis hin zu nährstoffreichen Alternativen – diese Alternativen lassen sich leicht in Ihre Back- und Kochroutinen integrieren und helfen Ihnen, Ihren Heißhunger ohne schlechtes Gewissen zu stillen.

# Prädiabetisches Kochbuch für Anfänger 2024

1. **Tauschen Sie raffinierten Zucker gegen natürliche Süßstoffe:**

   - Anstatt raffinierten Weißzucker zu verwenden, entscheiden Sie sich in Ihren Rezepten für natürliche Süßstoffe wie Honig, Ahornsirup oder Kokosnusszucker. Diese Alternativen sorgen für Süße, ohne dass der Blutzuckerspiegel schnell ansteigt.

2. **Verwenden Sie Vollkornmehl anstelle von raffiniertem Mehl:**

   - Ersetzen Sie raffiniertes Weißmehl in Ihren Backrezepten durch Vollkornmehle wie Vollkornmehl, Hafermehl oder Mandelmehl. Diese Alternativen liefern mehr Ballaststoffe und Nährstoffe, was zu einem gesünderen Endprodukt führt.

3. **Ersetzen Sie Butter durch gesündere Fette:**

   - Versuchen Sie, in Ihren Rezepten anstelle von Butter gesündere Fette wie Avocado, Kokosöl oder Olivenöl zu verwenden. Diese Alternativen liefern herzgesunde Fette und können dazu beitragen, den Gesamtgehalt an gesättigten Fettsäuren in Ihren Leckereien zu senken.

4. **Fügen Sie nährstoffreiche Zutaten hinzu:**

   - Steigern Sie den Nährwert Ihrer Leckereien, indem Sie nährstoffreiche Zutaten wie Nüsse, Samen, Trockenfrüchte oder Kokosraspeln hinzufügen. Diese Zusätze verleihen nicht nur Geschmack und Textur, sondern liefern auch wichtige Vitamine, Mineralien und Antioxidantien.

5. **Wählen Sie dunkle Schokolade anstelle von Milchschokolade:**

   - Entscheiden Sie sich in Ihren Rezepten für dunkle Schokolade mit hohem Kakaoanteil (70 % oder mehr) anstelle von Milchschokolade. Dunkle Schokolade enthält weniger Zucker und mehr Antioxidantien, was sie zu einer gesünderen Wahl für die Befriedigung Ihres Verlangens nach Schokolade macht.

6. **Tauschen Sie Sahne gegen griechischen Joghurt:**

   - Ersetzen Sie in cremigen Desserts wie Käsekuchen oder Mousse Sahne durch griechischen Joghurt. Griechischer Joghurt fügt Protein und Würze hinzu und reduziert gleichzeitig den Gesamtfettgehalt des Rezepts.

7. **Verwenden Sie Fruchtpürees als natürliche Süßungsmittel:**

   - Ersetzen Sie einen Teil oder den gesamten Zucker in Ihren Rezepten durch Fruchtpürees wie zerdrückte Bananen, Apfelmus oder Kürbispüree. Diese Alternativen sorgen für Süße, Feuchtigkeit und Geschmack, ohne dass zusätzlicher Zucker erforderlich ist.

8. **Wählen Sie kalorienarme Süßstoffe sparsam:**

   - Erwägen Sie, in Ihren Rezepten kalorienarme Süßstoffe wie Stevia oder Erythrit in Maßen als Zuckerersatz zu verwenden. Obwohl diese Süßstoffe kalorienärmer sind und den Blutzuckerspiegel nicht beeinflussen, sollten sie sparsam verwendet werden, um mögliche Nebenwirkungen zu vermeiden.

9. **Experimentieren Sie mit aromatischen Gewürzen und Extrakten:**

   - Verstärken Sie den Geschmack Ihrer Leckereien durch die Verwendung von Gewürzen und Extrakten wie Zimt, Vanille, Muskatnuss oder Ingwer. Diese Zusätze verleihen Ihren Rezepten Tiefe und Komplexität, ohne dass zusätzlicher Zucker oder Fett erforderlich ist.

10. **Portionskontrolle und Moderation:**

    - Üben Sie Portionskontrolle und Mäßigung, wenn Sie Ihre Lieblingsleckereien genießen. Anstatt sich große Portionen zu gönnen, genießen Sie kleinere Portionen und konzentrieren Sie sich darauf, die Aromen und Texturen jedes Bissens zu genießen.

Durch clevere Umtausche und die Verwendung gesünderer Zutaten in Ihren Lieblingsleckereien können Sie sich köstliche Desserts gönnen und gleichzeitig Ihre Ziele bei der Behandlung von Diabetes vorbeugen. Experimentieren Sie mit diesen Alternativen in Ihren Rezepten, um neue und kreative Wege zu finden, Ihre Naschkatzen zu befriedigen, ohne auf Geschmack oder Genuss zu verzichten.

## KAPITEL 9

*LIFESTYLE-TIPPS ZUR BEHANDLUNG VON PRÄDIABETES*

In diesem Kapitel befassen wir uns mit verschiedenen Lifestyle-Tipps und -Strategien, die Ihnen dabei helfen, Prädiabetes effektiv zu bewältigen und Ihre allgemeine Gesundheit und Ihr Wohlbefinden zu verbessern. Von Ernährungsumstellungen bis hin zu körperlicher Aktivität und Stressbewältigungstechniken – diese Tipps sollen Ihnen dabei helfen, die Kontrolle über Ihre Gesundheit zu übernehmen und Ihr Risiko, an Typ-2-Diabetes zu erkranken, zu verringern. Indem Sie diese Änderungen des Lebensstils in Ihren Alltag integrieren, können Sie Ihre Bemühungen zur Behandlung von Prädiabetes unterstützen und auf eine optimale Gesundheit hinarbeiten.

1. **Achten Sie auf eine gesunde und ausgewogene Ernährung:**

   - Konzentrieren Sie sich auf eine Ernährung, die reich an Obst, Gemüse, Vollkornprodukten, magerem Eiweiß und gesunden Fetten ist.

   - Begrenzen Sie die Aufnahme von raffiniertem Zucker, verarbeiteten Lebensmitteln, gesättigten Fetten und Natrium.

   - Überwachen Sie Ihre Portionsgrößen und achten Sie auf ausgewogene Mahlzeiten, die eine Vielzahl nährstoffreicher Lebensmittel enthalten.

2. **Bleiben Sie aktiv und trainieren Sie regelmäßig:**

   - Integrieren Sie regelmäßige körperliche Aktivität in Ihren Tagesablauf und streben Sie mindestens 150 Minuten Aerobic-Training mittlerer Intensität pro Woche an.

   - Integrieren Sie eine Kombination aus Aerobic-Übungen (z. B. Gehen, Schwimmen oder Radfahren) und Krafttrainingsübungen (z. B. Gewichtheben oder Eigengewichtsübungen), um die Herz-Kreislauf-Gesundheit und Muskelkraft zu verbessern.

3. **Verwalten Sie Ihr Gewicht:**

   - Halten Sie ein gesundes Gewicht oder arbeiten Sie daran, ein gesundes Gewicht zu erreichen, wenn Sie übergewichtig oder fettleibig sind.

   - Streben Sie eine schrittweise und nachhaltige Gewichtsabnahme durch eine Kombination aus Ernährungsumstellungen, erhöhter körperlicher Aktivität und Strategien zur Verhaltensänderung an.

4. **Überwachen Sie Ihren Blutzuckerspiegel:**

   - Behalten Sie Ihren Blutzuckerspiegel regelmäßig im Auge, wie von Ihrem Arzt empfohlen.

   - Verwenden Sie ein Blutzuckermessgerät, um Ihre Werte zu Hause zu überwachen und ein Protokoll Ihrer Messwerte zu führen, um Ihren Fortschritt im Laufe der Zeit zu verfolgen.

5. **Trinke genug:**

- Trinken Sie den ganzen Tag über viel Wasser, um hydriert zu bleiben und eine optimale Körperfunktion zu unterstützen.

- Begrenzen Sie den Konsum von zuckerhaltigen Getränken wie Limonaden, Säften und gesüßten Kaffeegetränken, da diese zu Gewichtszunahme und Blutzuckerspitzen beitragen können.

6. **Stress bewältigen und Selbstfürsorge priorisieren:**

- Üben Sie Stressbewältigungstechniken wie tiefes Atmen, Meditation, Yoga oder Tai Chi, um Stress abzubauen und die Entspannung zu fördern.

- Nehmen Sie sich Zeit für Aktivitäten, die Ihnen Freude und Entspannung bereiten, wie zum Beispiel Zeit mit Ihren Liebsten zu verbringen, Hobbys nachzugehen oder die Natur zu genießen.

7. **Viel Schlaf bekommen:**

- Streben Sie 7–9 Stunden guten Schlaf pro Nacht an, um die allgemeine Gesundheit und das Wohlbefinden zu unterstützen.

- Legen Sie einen regelmäßigen Schlafplan fest und schaffen Sie eine entspannende Schlafenszeitroutine, um einen erholsamen Schlaf zu fördern.

8. **Mit dem Rauchen aufhören und den Alkoholkonsum einschränken:**

   - Wenn Sie rauchen, suchen Sie Unterstützung, um mit dem Rauchen aufzuhören und Ihre allgemeine Gesundheit zu verbessern.

   - Begrenzen Sie Ihren Alkoholkonsum auf ein moderates Maß, da übermäßiger Alkoholkonsum zur Gewichtszunahme beitragen und das Risiko erhöhen kann, an Typ-2-Diabetes zu erkranken.

9. **Bleiben Sie informiert und beteiligen Sie sich an der regelmäßigen Gesundheitsversorgung:**

   - Bleiben Sie über zuverlässige Informationsquellen über Prädiabetes, seine Risikofaktoren und Behandlungsstrategien informiert.

   - Vereinbaren Sie regelmäßige Kontrolluntersuchungen mit Ihrem Arzt, um Ihren Gesundheitszustand zu überwachen, etwaige Bedenken oder Fragen zu besprechen und Ihren Behandlungsplan bei Bedarf anzupassen.

10. **Bleiben Sie positiv und motiviert:**

    - Behalten Sie eine positive Einstellung bei und bleiben Sie motiviert, positive Veränderungen in Ihrem Lebensstil vorzunehmen, um Ihre Bemühungen zur Behandlung von Prädiabetes zu unterstützen.

- Feiern Sie Ihre Erfolge, egal wie klein sie sind, und konzentrieren Sie sich weiterhin auf Ihre langfristigen Gesundheitsziele.

Indem Sie diese Lifestyle-Tipps in Ihren Alltag integrieren, können Sie Prädiabetes wirksam in den Griff bekommen und Ihr Risiko, an Typ-2-Diabetes zu erkranken, senken. Denken Sie daran, dass der Umgang mit Prädiabetes eine Reise ist und es wichtig ist, geduldig mit sich selbst zu sein, wenn Sie Ihren Lebensstil und Ihre Gewohnheiten ändern. Mit Engagement, Ausdauer und der Unterstützung von medizinischem Fachpersonal und Angehörigen können Sie die Kontrolle über Ihre Gesundheit übernehmen und Ihr bestes Leben führen.

## Integrieren Sie körperliche Aktivität in Ihre Routine

Körperliche Aktivität spielt eine entscheidende Rolle bei der Behandlung von Prädiabetes und der Verbesserung der allgemeinen Gesundheit. In diesem Abschnitt erkunden wir verschiedene Möglichkeiten, körperliche Aktivität in Ihren Alltag zu integrieren, um es einfacher zu machen, aktiv zu bleiben und die zahlreichen gesundheitlichen Vorteile regelmäßiger Bewegung zu nutzen. Egal, ob Sie strukturierte Trainingseinheiten bevorzugen oder den ganzen Tag über aktiv bleiben möchten, es gibt zahlreiche Optionen, die Ihren Vorlieben und Ihrem Lebensstil entsprechen.

1. **Beginnen Sie mit kleinen Schritten:**

   - Beginnen Sie damit, kleine Aktivitätsschübe in Ihren Alltag zu integrieren, z. B. die Treppe statt des Aufzugs zu nehmen, weiter weg von Ihrem Ziel zu parken oder Hausarbeiten wie Gartenarbeit oder Putzen zu erledigen.

- Streben Sie an den meisten Tagen der Woche mindestens 30 Minuten aerobe Aktivität mittlerer Intensität an, z. B. zügiges Gehen, Radfahren, Schwimmen oder Tanzen.

2. **Finden Sie Aktivitäten, die Ihnen Spaß machen:**

- Wählen Sie Aktivitäten, die Ihnen Spaß machen und auf die Sie sich freuen, sei es eine Wanderung, Sport treiben oder einen Tanzkurs besuchen.

- Experimentieren Sie mit verschiedenen Trainingsarten, bis Sie herausgefunden haben, was für Sie am besten funktioniert und zu Ihrem Lebensstil passt.

3. **Planen Sie Bewegung in Ihren Tag ein:**

- Machen Sie körperliche Aktivität zu einer Priorität, indem Sie sie wie jeden anderen Termin oder jede andere Verpflichtung in Ihren Tag einplanen.

- Blockieren Sie in Ihrem Kalender Zeit für Bewegung und betrachten Sie sie als nicht verhandelbare Zeit für Selbstfürsorge und Gesundheit.

4. **Mischen Sie Ihre Routine:**

- Halten Sie Ihr Training interessant und spannend, indem Sie Ihre Routine abwechseln und neue Aktivitäten ausprobieren.

- Integrieren Sie eine Vielzahl von Übungen wie Cardio-, Krafttraining, Beweglichkeits- und Gleichgewichtsübungen, um verschiedene Muskelgruppen anzusprechen und Ihren Körper zu fordern.

5. **Setzen Sie sich realistische Ziele:**

   - Setzen Sie sich erreichbare und realistische Ziele für Ihre körperliche Aktivität, egal ob Sie Ihre tägliche Schrittzahl erhöhen, Ihre Ausdauer verbessern oder eine Fitness-Herausforderung meistern möchten.

   - Teilen Sie größere Ziele in kleinere, leichter zu bewältigende Meilensteine auf und feiern Sie Ihre Fortschritte auf dem Weg dorthin.

6. **Bleiben Sie den ganzen Tag über aktiv:**

   - Suchen Sie nach Möglichkeiten, den ganzen Tag über aktiv zu bleiben, z. B. kurze Gehpausen bei der Arbeit, Dehnübungen während Fernsehwerbung oder Körpergewichtsübungen während Telefongesprächen.

   - Integrieren Sie nach Möglichkeit Bewegung in Ihre täglichen Aktivitäten, z. B. Gehen oder Radfahren statt Autofahren, Gartenarbeit oder Spielen mit Ihren Kindern oder Haustieren.

7. **Machen Sie es sozial:**

- Machen Sie gemeinsam mit Freunden, Familienmitgliedern oder Arbeitskollegen Sport, damit es mehr Spaß macht und motivierender ist.

- Treten Sie einem Gruppenfitnesskurs, einer Sportmannschaft oder einer Wandergruppe bei, um Verantwortung zu übernehmen und mit anderen in Kontakt zu treten, die ähnliche Fitnessziele verfolgen.

8. **Verfolge deinen Fortschritt:**

- Verfolgen Sie Ihre körperliche Aktivität und Fortschritte im Laufe der Zeit mit einem Fitness-Tracker, einem Tagebuch oder einer App.

- Überwachen Sie wichtige Kennzahlen wie zurückgelegte Schritte, zurückgelegte Distanz, verbrannte Kalorien und Trainingsdauer, um zu sehen, wie weit Sie gekommen sind, und bleiben Sie motiviert, Ihre Ziele zu erreichen.

9. **Hören Sie auf Ihren Körper:**

- Achten Sie darauf, wie sich Ihr Körper während und nach dem Training anfühlt, und passen Sie Intensität, Dauer und Häufigkeit entsprechend an.

- Ruhen Sie sich aus und erholen Sie sich, wenn es nötig ist, und überfordern Sie sich nicht zu sehr, insbesondere wenn Sie gerade erst anfangen oder sich von einer Verletzung erholen.

10. **Bleiben Sie konsequent:**

- Kontinuität ist der Schlüssel zu körperlicher Aktivität. Versuchen Sie daher, Bewegung zu einem regelmäßigen Teil Ihrer Routine zu machen.

- Konzentrieren Sie sich darauf, nachhaltige Gewohnheiten aufzubauen, die Sie langfristig beibehalten können, anstatt zu versuchen, zu früh zu viel zu tun.

Indem Sie körperliche Aktivität in Ihren Alltag integrieren und Möglichkeiten finden, aktiv zu bleiben, die Ihnen Freude bereiten, können Sie Prädiabetes effektiv bekämpfen und Ihre allgemeine Gesundheit und Ihr Wohlbefinden verbessern. Denken Sie daran, dass jede noch so kleine Aktivität zählt. Finden Sie also heraus, was für Sie am besten funktioniert, und legen Sie Wert darauf, Ihren Körper regelmäßig zu bewegen. Mit Engagement, Konsequenz und einer positiven Einstellung können Sie Ihre Fitnessziele erreichen und einen gesünderen, aktiveren Lebensstil führen.


## Techniken zur Stressbewältigung

Stressbewältigung ist für die allgemeine Gesundheit und das Wohlbefinden von entscheidender Bedeutung, insbesondere im Umgang mit Prädiabetes. Chronischer Stress kann sich negativ auf den Blutzuckerspiegel auswirken und das Risiko erhöhen, an Typ-2-Diabetes zu erkranken. In diesem Abschnitt beschäftigen wir uns mit verschiedenen Stressbewältigungstechniken, die Ihnen dabei helfen, Ihren Stresspegel zu reduzieren und Ihre Fähigkeit zu verbessern, mit den Herausforderungen des Lebens umzugehen.

# Prädiabetisches Kochbuch für Anfänger 2024

1. **Übungen zur tiefen Atmung:**

   - Machen Sie tiefe Atemübungen, um den Geist zu beruhigen und den Körper zu entspannen.

   - Versuchen Sie es mit der Zwerchfellatmung, bei der Sie tief durch die Nase einatmen, Ihren Bauch mit Luft füllen und langsam durch den Mund ausatmen, wobei Sie mit jedem Atemzug Anspannung und Stress lösen.

2. **Achtsamkeitsmeditation:**

   - Machen Sie Achtsamkeitsmeditation, um das Bewusstsein für den gegenwärtigen Moment zu kultivieren und Stress abzubauen.

   - Nehmen Sie sich jeden Tag Zeit, um Achtsamkeitsmeditation zu praktizieren und sich dabei auf Ihren Atem, Ihre Körperempfindungen, Gedanken und Emotionen zu konzentrieren, ohne zu urteilen.

3. **Progressive Muskelentspannung:**

   - Üben Sie progressive Muskelentspannung, um Verspannungen zu lösen und die Entspannung im gesamten Körper zu fördern.

   - Beginnen Sie damit, jede Muskelgruppe anzuspannen und dann langsam zu entspannen, beginnend bei den Zehen und arbeiten Sie sich bis zum Kopf vor.

4. **Yoga und Tai Chi:**

   - Nehmen Sie an Yoga- oder Tai-Chi-Kursen teil, um Entspannung, Flexibilität und Stressabbau zu fördern.

   - Diese Geist-Körper-Übungen kombinieren sanfte Bewegungen mit tiefer Atmung und Meditation, um Stress abzubauen und das allgemeine Wohlbefinden zu verbessern.

5. **Physische Aktivität:**

   - Treiben Sie regelmäßig Sport, um Stress abzubauen und die stimmungsaufhellenden Endorphine anzukurbeln.

   - Wählen Sie Aktivitäten aus, die Ihnen Spaß machen, wie zum Beispiel Spazierengehen, Joggen, Radfahren oder Tanzen, und machen Sie sie zu einem festen Bestandteil Ihrer Routine.

6. **Gesunde Lebensgewohnheiten:**

   - Behalten Sie einen gesunden Lebensstil bei, indem Sie sich ausgewogen ernähren, regelmäßig Sport treiben, dem Schlaf Priorität einräumen und übermäßigen Alkohol- und Koffeinkonsum vermeiden.

   - Diese Lebensgewohnheiten können dazu beitragen, die Fähigkeit Ihres Körpers, mit Stress umzugehen, zu unterstützen und das allgemeine Wohlbefinden zu fördern.

7. **Sozialhilfe:**

- Suchen Sie Unterstützung bei Freunden, Familienmitgliedern oder Selbsthilfegruppen, um mit Stress umzugehen und die Herausforderungen des Lebens zu meistern.

- Das Gespräch mit jemandem, dem Sie vertrauen, kann in schwierigen Zeiten emotionale Unterstützung, praktische Ratschläge und ein Gefühl der Verbundenheit vermitteln.

8. **Zeitmanagement-Strategien:**

- Verwalten Sie Ihre Zeit effektiv, indem Sie Aufgaben priorisieren, realistische Ziele setzen und große Projekte in kleinere, besser überschaubare Schritte aufteilen.

- Üben Sie, Nein zu Aktivitäten oder Verpflichtungen zu sagen, die Ihr Leben unnötig belasten, und lernen Sie, Aufgaben nach Möglichkeit zu delegieren.

9. **Achtsames Essen:**

- Üben Sie achtsames Essen, indem Sie auf die Hunger- und Sättigungssignale Ihres Körpers achten und jeden Bissen genießen.

- Vermeiden Sie den Einsatz von Nahrungsmitteln als Stressbewältigungsmechanismus und konzentrieren Sie sich stattdessen darauf, Ihren Körper mit gesunden, ausgewogenen Mahlzeiten und Snacks zu ernähren.

10. **Suchen Sie bei Bedarf professionelle Hilfe:**

- Wenn Sie Schwierigkeiten haben, den Stress alleine zu bewältigen, zögern Sie nicht, Hilfe von einem Psychologen zu suchen.

- Therapie, Beratung oder andere Formen professioneller Unterstützung können wertvolle Instrumente und Ressourcen zur Stressbewältigung und zur Verbesserung des allgemeinen Wohlbefindens bieten.

Indem Sie diese Stressbewältigungstechniken in Ihren Alltag integrieren, können Sie den Stresspegel effektiv reduzieren und Ihre Fähigkeit verbessern, mit den Herausforderungen des Lebens umzugehen. Denken Sie daran, dass die Stressbewältigung ein fortlaufender Prozess ist. Seien Sie also geduldig mit sich selbst und experimentieren Sie mit verschiedenen Techniken, um herauszufinden, was für Sie am besten funktioniert. Mit Übung und Beharrlichkeit können Sie Ihre Widerstandsfähigkeit stärken und ein gesundes Gleichgewicht in Ihrem Leben aufrechterhalten, selbst angesichts von Prädiabetes und anderen Gesundheitsproblemen.

## Verbesserung der Schlafqualität für eine bessere Blutzuckerkontrolle

Guter Schlaf ist entscheidend für die allgemeine Gesundheit und spielt eine wichtige Rolle bei der Regulierung des Blutzuckers. In diesem Abschnitt untersuchen wir verschiedene Strategien, die Ihnen dabei helfen, Ihre Schlafqualität zu verbessern, Ihren Blutzuckerspiegel besser zu kontrollieren und Ihre Bemühungen zur Behandlung von Prädiabetes zu unterstützen.

1.  **Erstellen Sie einen konsistenten Schlafplan:**

    - Gehen Sie jeden Tag, auch am Wochenende, zur gleichen Zeit ins Bett und stehen Sie auf, um die innere Uhr Ihres Körpers zu regulieren und die Schlafqualität zu verbessern.

    - Streben Sie 7–9 Stunden Schlaf pro Nacht an, um sicherzustellen, dass Sie ausreichend erholsamen Schlaf bekommen.

2.  **Erstellen Sie eine entspannende Schlafenszeitroutine:**

    - Entwickeln Sie eine beruhigende Schlafenszeitroutine, um Ihrem Körper zu signalisieren, dass es Zeit ist, sich zu entspannen und sich auf den Schlaf vorzubereiten.

    - Üben Sie vor dem Schlafengehen Entspannungstechniken wie tiefes Atmen, sanftes Dehnen oder Meditation, um die Entspannung zu fördern und Stress abzubauen.

3.  **Optimieren Sie Ihre Schlafumgebung:**

    - Schaffen Sie eine schlaffreundliche Umgebung, die kühl, dunkel, ruhig und komfortabel ist.

    - Investieren Sie in eine bequeme Matratze und Kissen, verwenden Sie Verdunklungsvorhänge oder eine Schlafmaske, um das Licht abzuschirmen, und verwenden

Sie Geräte mit weißem Rauschen oder Ohrstöpsel, um Lärmbelästigungen zu minimieren.

4. **Begrenzen Sie die Bildschirmzeit vor dem Schlafengehen:**

   - Vermeiden Sie elektronische Geräte wie Smartphones, Tablets, Computer und Fernseher in der Stunde vor dem Zubettgehen, da das von diesen Geräten ausgestrahlte blaue Licht die Melatoninproduktion beeinträchtigen und den Schlafrhythmus stören kann.

   - Machen Sie stattdessen beruhigende Aktivitäten wie das Lesen eines Buches, ein warmes Bad oder Entspannungsübungen.

5. **Achten Sie auf Ihren Koffein- und Alkoholkonsum:**

   - Begrenzen Sie Ihren Koffeinkonsum, insbesondere nachmittags und abends, da dies die Schlafqualität und -dauer beeinträchtigen kann.

   - Vermeiden Sie den Konsum von Alkohol kurz vor dem Schlafengehen, da dieser den Schlafrhythmus stören und zu Schlafstörungen führen kann.

6. **Treiben Sie regelmäßig Sport, aber nicht zu kurz vor dem Schlafengehen:**

   - Treiben Sie regelmäßig Sport, um die Schlafqualität und die allgemeine Gesundheit zu verbessern.

- Versuchen Sie, früher am Tag Sport zu treiben, da kräftiges Training kurz vor dem Schlafengehen die Aufmerksamkeit steigern und das Einschlafen erschweren kann.

7. **Überwachen Sie Ihre Flüssigkeitsaufnahme vor dem Schlafengehen:**

   - Begrenzen Sie Ihre Flüssigkeitsaufnahme am Abend, um zu vermeiden, dass Sie nachts häufig aufwachen und auf die Toilette gehen müssen.

   - Trinken Sie früher am Tag Wasser und vermeiden Sie die Aufnahme großer Flüssigkeitsmengen kurz vor dem Schlafengehen.

8. **Stress und Angst bewältigen:**

   - Üben Sie Stressbewältigungstechniken wie tiefes Atmen, Meditation oder progressive Muskelentspannung, um den Geist zu beruhigen und die Entspannung vor dem Schlafengehen zu fördern.

   - Führen Sie vor dem Schlafengehen ein Tagebuch, um alle Sorgen und Bedenken aufzuschreiben, damit Sie den Kopf frei bekommen und ruhiger einschlafen können.

9. **Suchen Sie eine Behandlung für Schlafstörungen:**

   - Wenn Sie vermuten, dass Sie an einer Schlafstörung wie Schlafapnoe oder Schlaflosigkeit leiden, wenden Sie sich an einen Arzt.

- Die Behandlung zugrunde liegender Schlafprobleme kann die Schlafqualität und die allgemeine Gesundheit verbessern und dabei helfen, den Blutzuckerspiegel effektiver zu regulieren.

10. **Hören Sie auf Ihren Körper:**

- Achten Sie auf die Schlafsignale Ihres Körpers und passen Sie Ihre Schlafgewohnheiten entsprechend an.

- Wenn Sie sich trotz ausreichend Schlaf ständig müde oder unausgeruht fühlen, sollten Sie Ihre Schlafroutine ändern oder sich von einem Arzt beraten lassen.

Durch die Umsetzung dieser Strategien zur Verbesserung Ihrer Schlafqualität können Sie eine bessere Blutzuckerkontrolle und eine bessere allgemeine Gesundheit unterstützen. Denken Sie daran, dass Schlaf ein wesentlicher Aspekt der Prä-Diabetes-Behandlung ist und dass die Priorisierung einer guten Ruhezeit einen positiven Einfluss auf Ihre Fähigkeit haben kann, Ihre Erkrankung effektiv zu bewältigen. Experimentieren Sie mit verschiedenen Techniken, um herauszufinden, was für Sie am besten funktioniert, und machen Sie den Schlaf zu einer Priorität in Ihrem Alltag.

## KAPITEL 10



In diesem letzten Kapitel besprechen wir, wie wichtig es ist, Ihre Fortschritte bei der Behandlung von Prädiabetes zu überwachen und bei Bedarf Anpassungen an Ihrem Plan vorzunehmen. Die Behandlung von Prädiabetes ist ein fortlaufender Prozess. Durch regelmäßige Überwachung können Sie Ihre Fortschritte verfolgen, Verbesserungsmöglichkeiten identifizieren und notwendige Änderungen an Ihrem Lebensstil und Behandlungsplan vornehmen. Indem Sie proaktiv und engagiert auf Ihrem Gesundheitsweg bleiben, können Sie Ihre Ergebnisse optimieren und Ihr Risiko, an Typ-2-Diabetes zu erkranken, verringern.

1. **Regelmäßige Blutzuckerkontrolle:**

   - Überwachen Sie Ihren Blutzuckerspiegel regelmäßig, wie von Ihrem Arzt empfohlen.

   - Führen Sie ein Protokoll über Ihre Blutzuckerwerte und überprüfen Sie diese regelmäßig, um Trends zu verfolgen und Muster zu erkennen.

2. **Beurteilung der Lebensgewohnheiten:**

   - Bewerten Sie regelmäßig Ihre Ernährungsgewohnheiten, Ihr körperliches Aktivitätsniveau, Ihre Schlafqualität, Techniken zur Stressbewältigung und andere Lebensstilfaktoren.

- Identifizieren Sie Bereiche, in denen Sie Verbesserungen vornehmen können, und setzen Sie sich konkrete, erreichbare Ziele.

3. **Überprüfung des Behandlungsplans:**

   - Überprüfen Sie Ihren Behandlungsplan regelmäßig mit Ihrem Arzt, um sicherzustellen, dass er weiterhin Ihren Bedürfnissen entspricht.

   - Besprechen Sie alle Bedenken oder Fragen, die Sie möglicherweise zu Ihren Medikamenten, Ernährungsempfehlungen, Ihrem Trainingsprogramm oder anderen Aspekten Ihres Plans haben.

4. **Realistische Ziele setzen:**

   - Setzen Sie sich realistische und erreichbare Ziele für die Behandlung von Prädiabetes und berücksichtigen Sie dabei Ihre individuellen Umstände und Vorlieben.

   - Teilen Sie größere Ziele in kleinere, besser überschaubare Schritte auf und feiern Sie Ihre Fortschritte auf dem Weg dorthin.

5. **Bei Bedarf Unterstützung suchen:**

   - Wenden Sie sich an Ihren Arzt, einen registrierten Ernährungsberater, einen Diabetesberater oder andere Mitglieder Ihres Gesundheitsteams, um Unterstützung und Anleitung zu erhalten.

- Treten Sie einer Selbsthilfegruppe oder Online-Community für Personen mit Prädiabetes bei, um mit anderen in Kontakt zu treten, die ähnliche Erfahrungen machen, und um Tipps und Ratschläge auszutauschen.

6. **Anpassen Ihres Plans:**

- Seien Sie flexibel und bereit, Ihren Plan je nach Bedarf an Ihren Fortschritt, Ihre Vorlieben und sich ändernde Umstände anzupassen.

- Wenn Sie nicht die gewünschten Ergebnisse sehen, sollten Sie Änderungen an Ihrer Ernährung, Ihrem Trainingsprogramm, Ihren Stressbewältigungstechniken oder Ihrem Behandlungsplan in Betracht ziehen.

7. **Erfolge feiern:**

- Feiern Sie Ihre Erfolge, egal wie klein sie sind, und würdigen Sie die Fortschritte, die Sie bei der Behandlung von Prädiabetes gemacht haben.

- Seien Sie stolz auf Ihre Erfolge und nutzen Sie sie als Motivation, um weiterhin positive Veränderungen in Ihrem Leben herbeizuführen.

8. **Bleiben Sie informiert:**

- Bleiben Sie über zuverlässige Informationsquellen wie seriöse Websites, Bücher und Lehrmaterialien über Prädiabetes, Diabetes und verwandte Themen auf dem Laufenden.

- Bleiben Sie über die neuesten Forschungsergebnisse, Richtlinien und Empfehlungen zur Behandlung von Prädiabetes und zur Verringerung des Risikos, an Typ-2-Diabetes zu erkranken, auf dem Laufenden.

9. **Regelmäßige Kontrolluntersuchungen durchführen:**

- Vereinbaren Sie regelmäßige Kontrolluntersuchungen bei Ihrem Arzt, um Ihre Fortschritte zu überwachen, Ihre Risikofaktoren einzuschätzen und gegebenenfalls notwendige Anpassungen an Ihrem Plan vorzunehmen.

- Gehen Sie proaktiv auf alle Bedenken oder Fragen ein, die Sie möglicherweise zu Ihrer Gesundheit oder zur Behandlung von Prädiabetes haben.

10. **Übernehmen Sie die Verantwortung für Ihre Gesundheit:**

- Übernehmen Sie die Verantwortung für Ihre Gesundheit und Ihr Wohlbefinden, indem Sie sich aktiv an Ihrem Prädiabetes-Managementplan beteiligen.

- Informieren Sie sich über Prädiabetes, Diabetes und verwandte Themen und vertreten Sie sich bei Ihren Interaktionen mit Gesundheitsdienstleistern.

Indem Sie Ihre Fortschritte überwachen, bei Bedarf Anpassungen an Ihrem Plan vornehmen und sich weiterhin auf Ihre Gesundheitsreise einlassen, können Sie Prädiabetes effektiv bewältigen und Ihr Risiko, an Typ-2-Diabetes zu erkranken, verringern. Denken Sie daran, dass die Behandlung von Prädiabetes eine lebenslange Aufgabe ist und kleine Veränderungen im Laufe der Zeit zu erheblichen Verbesserungen Ihrer Gesundheit führen können. Bleiben Sie proaktiv, bleiben Sie informiert und bleiben Sie motiviert, Ihre Gesundheitsziele zu erreichen und Ihr bestes Leben zu führen.

## Blutzuckerüberwachung verstehen

Die Überwachung des Blutzuckerspiegels ist ein wichtiger Aspekt bei der Behandlung von Prädiabetes und der Verhinderung des Fortschreitens zu Typ-2-Diabetes. In diesem Abschnitt befassen wir uns mit der Bedeutung der Blutzuckerüberwachung, den verschiedenen verfügbaren Methoden und der effektiven Interpretation Ihrer Ergebnisse.

1. **Bedeutung der Blutzuckerüberwachung:**

   - Durch regelmäßige Blutzuckermessungen können Sie Ihren Blutzuckerspiegel verfolgen und beurteilen, wie gut Sie mit Prädiabetes umgehen.

   - Die Überwachung hilft dabei, Trends, Muster und potenzielle Schwankungen des Blutzuckerspiegels zu erkennen, sodass Sie fundierte Entscheidungen über Ihre Ernährung, körperliche Aktivität und Ihren Behandlungsplan treffen können.

2. **Methoden zur Blutzuckerüberwachung:**

   - **Blutzuckermessung aus der Fingerbeere:** Bei dieser Methode wird mit einer Lanzette in den Finger gestochen, um einen kleinen Blutstropfen zu gewinnen, der dann auf einen Teststreifen gegeben und in ein Blutzuckermessgerät eingeführt wird. Das Messgerät liefert einen Messwert über Ihren aktuellen Blutzuckerspiegel.

- **Kontinuierliche Glukoseüberwachung (CGM):** CGM-Systeme verwenden einen kleinen Sensor, der unter die Haut eingeführt wird, um kontinuierlich den Glukosespiegel in der interstitiellen Flüssigkeit zu messen. Der Sensor sendet Daten drahtlos an einen Empfänger oder ein Smartphone und liefert so den ganzen Tag über Glukosewerte und Trends in Echtzeit.

3. **Interpretation der Blutzuckerergebnisse:**

- **Nüchternblutzucker (FBS):** Dabei wird Ihr Blutzuckerspiegel nach einer Fastenzeit von mindestens 8 Stunden gemessen. Normale FBS-Werte liegen typischerweise zwischen 70 und 99 mg/dl (3,9 und 5,5 mmol/l), während Prädiabetes diagnostiziert wird, wenn die FBS-Werte zwischen 100 und 125 mg/dl (5,6 und 6,9 mmol/l) liegen.

- **Postprandialer Blutzucker (PPBS):** Dabei wird Ihr Blutzuckerspiegel 2 Stunden nach dem Essen einer Mahlzeit gemessen. Normale PPBS-Werte liegen typischerweise unter 140 mg/dL (7,8 mmol/L), während Prädiabetes diagnostiziert wird, wenn PPBS-Werte zwischen 140 und 199 mg/dL (7,8 und 11,0 mmol/L) liegen.

- **Hämoglobin A1c (HbA1c)-Test:** Dieser Test misst Ihren durchschnittlichen Blutzuckerspiegel der letzten 2–3 Monate, indem er den Prozentsatz der Glukose bestimmt, die an Hämoglobinmoleküle in Ihren roten Blutkörperchen gebunden ist. Ein normaler HbA1c-Wert liegt unter 5,7 %, während Prädiabetes diagnostiziert wird, wenn der HbA1c-Wert zwischen 5,7 und 6,4 % liegt.

4. **Häufigkeit der Blutzuckermessung:**

- Die Häufigkeit der Blutzuckerüberwachung kann je nach individuellen Umständen, Behandlungszielen und Empfehlungen des Gesundheitsdienstleisters variieren.

- Manche Personen müssen ihren Blutzuckerspiegel möglicherweise mehrmals täglich überwachen, insbesondere wenn sie eine Insulintherapie erhalten oder Schwierigkeiten haben, die Zielwerte zu erreichen.

5. **Verwendung von Blutzuckerdaten zur Entscheidungsfindung:**

- Verfolgen Sie regelmäßig Ihre Blutzuckerwerte und führen Sie ein Protokoll, um Trends und Muster im Laufe der Zeit zu überwachen.

- Teilen Sie Ihre Blutzuckerdaten bei Routineuntersuchungen Ihrem Arzt mit, um Ihre Fortschritte zu beurteilen und gegebenenfalls notwendige Anpassungen an Ihrem Behandlungsplan vorzunehmen.

6. **Faktoren, die den Blutzuckerspiegel beeinflussen:**

   - Verschiedene Faktoren können den Blutzuckerspiegel beeinflussen, darunter Ernährung, körperliche Aktivität, Stress, Krankheit, Medikamente und hormonelle Veränderungen.

   - Wenn Sie verstehen, wie sich diese Faktoren auf Ihren Blutzuckerspiegel auswirken, können Sie fundierte Entscheidungen zur effektiven Behandlung Ihres Prädiabetes treffen.

7. **Bitten Sie Gesundheitsdienstleister um Rat:**

   - Wenn Sie Fragen oder Bedenken zur Blutzuckerüberwachung, zur Interpretation der Ergebnisse oder zur Behandlung von Prädiabetes haben, zögern Sie nicht, sich an Ihren Arzt oder Ihr Diabetes-Betreuungsteam zu wenden, um Rat und Unterstützung zu erhalten.

   - Ihr Arzt kann Ihnen personalisierte Empfehlungen und Strategien geben, die Ihnen dabei helfen, Ihre Blutzuckerkontrolle zu optimieren und Ihr Risiko, an Typ-2-Diabetes zu erkranken, zu verringern.

Indem Sie die Bedeutung der Blutzuckerüberwachung verstehen, sich mit verschiedenen Überwachungsmethoden vertraut machen und Ihre Ergebnisse effektiv interpretieren, können Sie eine aktive Rolle bei der Bewältigung Ihres Prädiabetes und der Verbesserung Ihrer allgemeinen Gesundheit übernehmen. Denken Sie daran, eng mit Ihrem Arzt zusammenzuarbeiten, um einen Überwachungsplan zu entwickeln, der

# Prädiabetisches Kochbuch für Anfänger 2024

Ihren individuellen Bedürfnissen entspricht und Ihre langfristigen Gesundheitsziele unterstützt.

## Verfolgen Sie Ihre Fortschritte bei Ernährung und Bewegung

Die Verfolgung Ihrer Ernährungs- und Bewegungsgewohnheiten ist ein wertvolles Instrument zur Bewältigung von Prädiabetes und zum Erreichen Ihrer Gesundheitsziele. In diesem Abschnitt erläutern wir die Vorteile der Verfolgung Ihres Fortschritts, verschiedene Verfolgungsmethoden und Tipps zur effektiven Überwachung Ihrer Ernährungs- und Trainingsroutinen.

1. **Vorteile des Trackings:**

   - **Bewusstsein:** Durch die Nachverfolgung können Sie sich Ihrer Essgewohnheiten, Portionsgrößen und allgemeinen Lebensmittelauswahl bewusster werden.

   - **Rechenschaftspflicht:** Durch das Tracking sind Sie für Ihre Ernährungs- und Trainingsentscheidungen verantwortlich und helfen Ihnen, motiviert zu bleiben und Ihre Ziele auf dem richtigen Weg zu halten.

   - **Muster erkennen:** Durch die Nachverfolgung können Sie Muster und Trends in Ihren Ess- und Bewegungsgewohnheiten erkennen und bei Bedarf fundierte Anpassungen vornehmen.

2. **Tracking-Methoden:**

- **Essenstagebuch:** Führen Sie ein Ernährungstagebuch, um alles aufzuzeichnen, was Sie im Laufe des Tages essen und trinken, einschließlich Portionsgrößen und Essenszeiten.

- **Mobile Apps:** Verwenden Sie Smartphone-Apps oder Online-Tools, um Ihre Nahrungsaufnahme, Bewegung und andere Gesundheitskennzahlen bequem zu verfolgen.

- **Fitness-Tracker:** Tragbare Fitness-Tracker können Ihre körperliche Aktivität, Ihren Kalorienverbrauch und andere relevante Daten automatisch protokollieren und so in Echtzeit Feedback zu Ihren Trainingsgewohnheiten geben.

3. **Tipps für effektives Tracking:**

- **Seien Sie konsequent:** Machen Sie das Tracking zur täglichen Gewohnheit und bleiben Sie bei Ihren Eingaben konsistent, um ein umfassendes Bild Ihrer Gewohnheiten zu erhalten.

- **Sei ehrlich:** Notieren Sie alles, was Sie konsumieren, auch wenn es sich um einen kleinen Snack oder Genuss handelt. Ehrlichkeit ist der Schlüssel zur genauen Beurteilung Ihrer Gewohnheiten und Fortschritte.

- **Portionen abmessen:** Verwenden Sie Messbecher, Löffel oder eine Lebensmittelwaage, um die Portionsgrößen genau abzumessen und Ihre Kalorienaufnahme genauer zu verfolgen.

- **Details hinzufügen:** Beachten Sie wichtige Details wie Essenszeiten, Hungergefühl, Stimmung und alle relevanten Faktoren, die Ihre Ess- oder Bewegungsgewohnheiten beeinflussen können.

- **Ziele setzen:** Legen Sie konkrete, erreichbare Ziele für Ihre Nahrungsaufnahme und Ihr Trainingsprogramm fest und verfolgen Sie Ihre Fortschritte bei der Erreichung dieser Ziele im Laufe der Zeit.

- **Überprüfen und reflektieren:** Überprüfen Sie regelmäßig Ihre Tracking-Daten, um Verbesserungsmöglichkeiten zu identifizieren und über Ihre Fortschritte bei der Erreichung Ihrer Gesundheitsziele nachzudenken.

4. **Überwachung der Nahrungsaufnahme:**

- Verfolgen Sie die Arten der Lebensmittel, die Sie essen, und achten Sie dabei auf Makronährstoffe (Kohlenhydrate, Proteine, Fette), den Ballaststoffgehalt und die allgemeine Nährwertqualität.

- Streben Sie eine ausgewogene Ernährung an, die eine Vielzahl von Früchten, Gemüse, Vollkornprodukten, magerem Eiweiß und gesunden Fetten umfasst und gleichzeitig verarbeitete Lebensmittel, zuckerhaltige Snacks und übermäßige Kalorienaufnahme einschränkt.

5. **Trainingsgewohnheiten verfolgen:**

- Protokollieren Sie Ihre körperliche Aktivität, einschließlich Dauer, Intensität und Art der durchgeführten Übung.

- Streben Sie eine Kombination aus Aerobic-Übungen (wie Gehen, Joggen oder Radfahren) und Krafttrainingsübungen (wie Gewichtheben oder Eigengewichtsübungen) an, um die Herz-Kreislauf-Gesundheit, Muskelkraft und allgemeine Fitness zu verbessern.

6. **Tracking-Daten nutzen, um fundierte Entscheidungen zu treffen:**

- Analysieren Sie Ihre Tracking-Daten, um Bereiche zu identifizieren, in denen Sie Ihre Ernährungs- und Trainingsgewohnheiten verbessern können.

- Nutzen Sie Ihre Tracking-Daten, um realistische Ziele zu setzen, Ihre Fortschritte zu verfolgen und bei Bedarf Anpassungen an Ihrer Routine vorzunehmen, um optimale Gesundheit und Wohlbefinden zu erreichen.

Indem Sie Ihre Ernährungs- und Bewegungsgewohnheiten regelmäßig verfolgen, können Sie wertvolle Einblicke in Ihre Gewohnheiten gewinnen, fundierte Entscheidungen über Ihre Gesundheit treffen und proaktive Schritte zur effektiven Behandlung von Prädiabetes unternehmen. Experimentieren Sie mit verschiedenen Tracking-Methoden, um herauszufinden, was für Sie am besten funktioniert, und machen Sie das Tracking zu einem positiven und stärkenden Instrument auf Ihrem Weg zur

Gesundheit. Denken Sie daran, dass Fortschritt Zeit braucht. Seien Sie also geduldig mit sich selbst und feiern Sie unterwegs Ihre Erfolge.

## Anpassungen für langfristigen Erfolg vornehmen

Die erfolgreiche Behandlung von Prädiabetes erfordert ständige Aufmerksamkeit und Anpassung, um kontinuierliche Fortschritte bei der Verwirklichung Ihrer Gesundheitsziele sicherzustellen. In diesem Abschnitt besprechen wir, wie wichtig es ist, Ihren Lebensstil und Ihren Behandlungsplan anzupassen, um bei der Behandlung von Prädiabetes langfristig erfolgreich zu sein.

1. **Regelmäßige Auswertung:**

   - Vereinbaren Sie regelmäßige Kontrolluntersuchungen bei Ihrem Arzt, um Ihre Fortschritte zu beurteilen, Ihren Behandlungsplan zu überprüfen und gegebenenfalls erforderliche Anpassungen vorzunehmen.

   - Die Überwachung wichtiger Indikatoren wie Blutzuckerspiegel, Gewicht, Blutdruck und Cholesterinspiegel kann dabei helfen, Ihren allgemeinen Gesundheitszustand zu überwachen.

2. **Änderungen des Lebensstils:**

   - Seien Sie offen für Änderungen Ihres Lebensstils, basierend auf Ihren sich entwickelnden Bedürfnissen und Zielen.

- Passen Sie Ihre Ernährung, Ihr Trainingsprogramm, Ihre Stressbewältigungstechniken und Ihre Schlafgewohnheiten nach Bedarf an, um Ihre Gesundheit und Ihr Wohlbefinden zu optimieren.

3. **Ernährungsanpassungen:**

- Bewerten Sie kontinuierlich Ihre Ernährungsgewohnheiten und nehmen Sie Anpassungen vor, um sicherzustellen, dass Sie sich ausgewogen und nahrhaft ernähren.

- Experimentieren Sie mit verschiedenen Speiseplänen, Kochmethoden und Portionsgrößen, um herauszufinden, was für Sie am besten funktioniert und Ihre Ziele bei der Blutzuckerkontrolle unterstützt.

4. **Physische Aktivität:**

- Überwachen Sie Ihr körperliches Aktivitätsniveau und passen Sie Ihre Trainingsroutine an, um die Konsistenz aufrechtzuerhalten und Plateaus zu vermeiden.

- Integrieren Sie Abwechslung in Ihr Training, einschließlich Aerobic-Übungen, Krafttraining, Beweglichkeitsübungen und Freizeitaktivitäten, um es interessant zu halten und Langeweile vorzubeugen.

5. **Stressbewältigung:**

- Bleiben Sie beim Umgang mit Stress wachsam, denn chronischer Stress kann sich negativ auf den

Blutzuckerspiegel und die allgemeine Gesundheit auswirken.

- Entdecken Sie verschiedene Stressbewältigungstechniken wie Achtsamkeitsmeditation, Atemübungen, Yoga oder Hobbys, die Ihnen Freude und Entspannung bringen.

6. **Medikamentenmanagement:**

- Wenn Ihnen Medikamente zur Behandlung von Prädiabetes oder verwandten Erkrankungen verschrieben werden, arbeiten Sie eng mit Ihrem Arzt zusammen, um sicherzustellen, dass Sie die Medikamente wie verschrieben einnehmen.

- Achten Sie auf Nebenwirkungen und melden Sie diese umgehend Ihrem Arzt, um mögliche Anpassungen oder alternative Behandlungsmöglichkeiten zu besprechen.

7. **Verhaltensunterstützung:**

- Suchen Sie Unterstützung bei Freunden, Familienmitgliedern, Selbsthilfegruppen oder medizinischen Fachkräften, die Ihnen auf Ihrem Weg Ermutigung, Verantwortung und Orientierung geben können.

- Erwägen Sie die Zusammenarbeit mit einem registrierten Ernährungsberater, zertifizierten Diabetesberater oder Gesundheitscoach, um personalisierte Strategien für langfristigen Erfolg zu entwickeln.

8.  **Bildung und Empowerment:**

    - Informieren Sie sich weiterhin über Prädiabetes, Diabetes und verwandte Themen, um fundierte Entscheidungen über Ihre Gesundheit treffen zu können.

    - Bleiben Sie über die neuesten Forschungsergebnisse, Richtlinien und Empfehlungen zur Behandlung von Prädiabetes auf dem Laufenden, um sicherzustellen, dass Sie mit den genauesten und relevantesten Informationen ausgestattet sind.

9.  **Realistische Erwartungen setzen:**

    - Seien Sie realistisch in Bezug auf Ihre Erwartungen und erkennen Sie, dass die Behandlung von Prädiabetes eine lebenslange Reise ist.

    - Feiern Sie Ihre Erfolge, egal wie klein sie sind, und haben Sie in Zeiten voller Herausforderungen oder Rückschlägen Geduld mit sich selbst.

10. **Beharrlichkeit und Belastbarkeit:**

    - Bleiben Sie Ihren Gesundheitszielen treu und bleiben Sie beharrlich bei Ihren Bemühungen, Prädiabetes wirksam zu behandeln.

    - Bauen Sie Resilienz auf, indem Sie eine positive Einstellung annehmen, aus Rückschlägen lernen und motiviert bleiben, Hindernisse auf dem Weg zu überwinden.

Durch sorgfältige Anpassungen Ihres Lebensstils und Ihres Behandlungsplans im Laufe der Zeit können Sie Ihre Chancen auf einen langfristigen Erfolg bei der Behandlung von Prädiabetes und der Verbesserung Ihrer allgemeinen Gesundheit und Ihres Wohlbefindens erhöhen. Denken Sie daran, dass die Behandlung von Prädiabetes ein dynamischer Prozess ist und es wichtig ist, anpassungsfähig, proaktiv und engagiert auf Ihrem Gesundheitsweg zu bleiben, um optimale Ergebnisse zu erzielen

## KAPITEL 11

*ABSCHLUSS*

Herzlichen Glückwunsch zu den proaktiven Schritten zur Bewältigung Ihres Prädiabetes und zur Verbesserung Ihrer allgemeinen Gesundheit und Ihres Wohlbefindens. In diesem umfassenden Leitfaden haben wir wichtige Themen behandelt, die vom Verständnis von Prädiabetes und Blutzuckerüberwachung bis hin zu Anpassungen des Lebensstils und der effektiven Verfolgung Ihrer Fortschritte reichen.

Denken Sie bei Ihrer weiteren Reise daran, dass die Behandlung von Prädiabetes eine langfristige Verpflichtung ist, die Hingabe, Geduld und Beharrlichkeit erfordert. Durch einen ausgewogenen Ernährungsansatz, die Einbeziehung regelmäßiger körperlicher Aktivität in Ihren Alltag, einen effektiven Umgang mit Stress und die Suche nach Unterstützung bei Bedarf können Sie Ihr Risiko, an Typ-2-Diabetes zu erkranken, deutlich senken und Ihre Lebensqualität verbessern.

Es ist wichtig, über Prädiabetes, Diabetes und verwandte Themen auf dem Laufenden zu bleiben und eng mit Ihrem Arzt zusammenzuarbeiten, um einen personalisierten Behandlungsplan zu entwickeln, der Ihren individuellen Bedürfnissen und Zielen entspricht. Regelmäßige Kontrolluntersuchungen, eine offene Kommunikation mit Ihrem Gesundheitsteam und ständige Weiterbildung sind Schlüsselfaktoren für Ihren Erfolg.

# Prädiabetisches Kochbuch für Anfänger 2024

Denken Sie auf dieser Reise daran, Ihre Erfolge zu feiern, egal wie klein sie sind, und in Zeiten voller Herausforderungen oder Rückschlägen freundlich zu sich selbst zu sein. Jede positive Entscheidung, die Sie treffen, trägt zu Ihrer allgemeinen Gesundheit und Ihrem Wohlbefinden bei und jeder Schritt vorwärts bringt Sie Ihren Zielen näher.

Vielen Dank, dass Sie uns Ihre Gesundheit anvertrauen und uns ermöglichen, Teil Ihres Weges zu mehr Gesundheit zu sein. Denken Sie daran, dass Sie auf dieser Reise nicht allein sind. Mit Entschlossenheit, Unterstützung und den richtigen Werkzeugen und Ressourcen können Sie Prädiabetes erfolgreich bewältigen und ein erfülltes und lebendiges Leben führen.

Auf Ihren weiteren Erfolg und Ihr Wohlbefinden!

## Feiern Sie Ihre Erfolge

Wenn Sie sich auf den Weg machen, Prädiabetes in den Griff zu bekommen und Ihre Gesundheit zu verbessern, ist es wichtig, sich die Zeit zu nehmen, Ihre Erfolge auf dem Weg anzuerkennen und zu feiern. Das Feiern Ihrer Erfolge, egal wie klein sie auch sein mögen, kann dazu beitragen, Ihre Motivation zu steigern, positive Verhaltensweisen zu verstärken und Sie zu weiteren Fortschritten zu inspirieren. In diesem Abschnitt erkunden wir verschiedene Möglichkeiten, Ihre Erfolge und Meilensteine bei der Behandlung von Prädiabetes zu feiern:

1. **Meilensteine setzen:** Teilen Sie Ihre langfristigen Ziele in kleinere, erreichbare Meilensteine auf. Nehmen Sie sich jedes Mal,

wenn Sie einen Meilenstein erreichen, einen Moment Zeit, um Ihren Fortschritt anzuerkennen und Ihre Leistung zu feiern.

2. **Belohnen Sie sich:** Gönnen Sie sich eine Non-Food-Belohnung, wenn Sie einen wichtigen Meilenstein erreichen oder ein bestimmtes Ziel erreichen. Das könnte etwas sein, das Ihnen Spaß macht, zum Beispiel ein entspannender Spa-Tag, ein neues Buch oder eine lustige Aktivität mit Freunden oder der Familie.

3. **Teilen Sie Ihren Erfolg:** Teilen Sie Ihre Erfolge mit Freunden, Familienmitgliedern oder Mitgliedern einer Selbsthilfegruppe, die mit Ihnen feiern und ermutigende Worte sagen können. Das Feiern mit anderen kann Ihre Freude steigern und Ihr Unterstützungsnetzwerk stärken.

4. **Verfolge deinen Fortschritt:** Verfolgen Sie Ihre Erfolge in einem Tagebuch, auf einem Vision Board oder mithilfe einer mobilen App. Zu sehen, wie weit Sie gekommen sind, kann unglaublich motivierend sein und Sie an Ihre Fähigkeit erinnern, Herausforderungen zu meistern.

5. **Denken Sie über Ihre Reise nach:** Nehmen Sie sich Zeit, über Ihre Reise nachzudenken und würdigen Sie die harte Arbeit, das Engagement und die Ausdauer, die nötig waren, um dorthin zu gelangen, wo Sie heute sind. Feiern Sie die Belastbarkeit und Entschlossenheit, die Sie so weit gebracht haben.

6. **Übe Dankbarkeit:** Entwickeln Sie eine Haltung der Dankbarkeit, indem Sie sich auf die positiven Aspekte Ihrer Reise konzentrieren. Drücken Sie Ihre Dankbarkeit für die Fortschritte aus, die Sie

gemacht haben, die Unterstützung, die Sie erhalten haben, und die Möglichkeiten für Wachstum und Lernen auf dem Weg.

7.  **Visualisieren Sie Ihren Erfolg:** Stellen Sie sich vor, wie Sie Ihre Ziele erreichen und ein glückliches, gesundes Leben führen. Stellen Sie sich mithilfe von Visualisierungstechniken die Zukunft vor, die Sie gestalten möchten, und feiern Sie Ihren Erfolg im Voraus.

8.  **Bleib inspiriert:** Umgeben Sie sich mit Inspirationsquellen, seien es inspirierende Zitate, Erfolgsgeschichten von anderen, die ähnliche Herausforderungen gemeistert haben, oder Erinnerungen an Ihre persönlichen Gründe, Prädiabetes in den Griff zu bekommen und Ihre Gesundheit zu verbessern.

Denken Sie daran, dass das Feiern Ihrer Erfolge ein wesentlicher Bestandteil des Weges zu einer besseren Gesundheit ist. Indem Sie Ihre Fortschritte anerkennen, sich für Ihre Bemühungen belohnen und motiviert und inspiriert bleiben, können Sie weiterhin positive Veränderungen bewirken und Ihr bestes Leben führen. Feiern Sie jeden Schritt vorwärts und lassen Sie sich von Ihren Erfolgen in Ihrer Entschlossenheit stärken, auf Ihrem Weg zu optimaler Gesundheit und Wohlbefinden weiter voranzukommen.


## Blick in eine gesündere Zukunft

Während Sie Ihren Weg zur Behandlung von Prädiabetes fortsetzen und Ihrer Gesundheit Priorität einräumen, ist es wichtig, optimistisch und entschlossen nach vorne zu blicken. In diesem Abschnitt erkunden wir

Möglichkeiten, uns eine gesündere Zukunft vorzustellen und darauf hinzuarbeiten:

1. **Klare Ziele setzen:** Nehmen Sie sich Zeit, Ihre Gesundheitsziele und Wünsche zu definieren. Ganz gleich, ob es darum geht, ein bestimmtes Gewichtsverlustziel zu erreichen, Ihr Fitnessniveau zu verbessern oder Ihr Risiko, an Typ-2-Diabetes zu erkranken, zu verringern: Das Setzen klarer und erreichbarer Ziele kann Orientierung und Motivation geben.

2. **Erstellen eines Vision Boards:** Erwägen Sie die Erstellung eines Vision Boards oder einer Collage, die Ihre Vision einer gesünderen Zukunft darstellt. Fügen Sie Bilder, Zitate und Affirmationen hinzu, die Sie inspirieren und motivieren, sich weiterhin auf Ihre Ziele zu konzentrieren.

3. **Gesunde Gewohnheiten entwickeln:** Konzentrieren Sie sich auf die Pflege gesunder Gewohnheiten, die Ihr allgemeines Wohlbefinden unterstützen. Dazu gehören eine ausgewogene Ernährung, regelmäßige körperliche Aktivität, die Priorisierung von Schlaf und Stressbewältigung sowie die Pflege positiver Beziehungen.

4. **Ich suche Unterstützung:** Umgeben Sie sich mit einem unterstützenden Netzwerk aus Freunden, Familienmitgliedern, medizinischem Fachpersonal und Kollegen, die Sie auf Ihrem Weg zu einer besseren Gesundheit ermutigen, beraten und Verantwortung übernehmen können.

5. **Sich weiterbilden:** Bleiben Sie über Prädiabetes, Diabetes, Ernährung, Bewegung und andere relevante Themen auf dem Laufenden, indem Sie nach zuverlässigen Informationsquellen suchen und über die neuesten Forschungsergebnisse und Richtlinien auf dem Laufenden bleiben.

6. **Flexibel bleiben:** Bleiben Sie in Ihrem Ansatz zur Behandlung von Prädiabetes flexibel und anpassungsfähig. Das Leben ist voller unerwarteter Herausforderungen und Veränderungen. Seien Sie also darauf vorbereitet, Ihre Ziele und Strategien nach Bedarf anzupassen und sich gleichzeitig für Ihre langfristige Gesundheit einzusetzen.

7. **Selbstfürsorge üben:** Priorisieren Sie Selbstfürsorge und Selbstmitgefühl auf Ihrem Weg zur Gesundheit. Nehmen Sie sich Zeit zum Ausruhen und Auftanken, nehmen Sie an Aktivitäten teil, die Ihnen Freude und Erfüllung bringen, und üben Sie Freundlichkeit und Geduld sich selbst gegenüber.

8. **Fortschritte feiern:** Feiern Sie Ihre Fortschritte und Erfolge auf dem Weg, egal wie klein sie sind. Jeder Schritt vorwärts, egal wie schrittweise, bringt Sie Ihren Zielen näher und verdient Anerkennung und Feier.

9. **Erfolg visualisieren:** Stellen Sie sich vor, wie Sie Ihre Gesundheitsziele erreichen und das Leben führen, das Sie sich wünschen. Verwenden Sie Visualisierungstechniken, um sich vorzustellen, dass Sie sich lebendig, voller Energie und in der Lage fühlen, positive Entscheidungen für Ihre Gesundheit zu treffen.

10. **Aktiv werden:** Ergreifen Sie jeden Tag konsequente und zielgerichtete Maßnahmen zur Erreichung Ihrer Gesundheitsziele. Selbst kleine Maßnahmen können, wenn sie im Laufe der Zeit konsequent durchgeführt werden, zu erheblichen Verbesserungen Ihrer Gesundheit und Ihres Wohlbefindens führen.

Indem Sie mit Optimismus, Entschlossenheit und einer proaktiven Denkweise in eine gesündere Zukunft blicken, können Sie das Leben schaffen, das Sie sich vorstellen, und trotz der Herausforderungen bei der Behandlung von Prädiabetes erfolgreich sein. Konzentrieren Sie sich auf Ihre Ziele, bleiben Sie mit Ihrem Support-Netzwerk verbunden und setzen Sie sich jeden Tag dafür ein, Ihrer Gesundheit Priorität einzuräumen. Ihr zukünftiges Ich wird Ihnen für die Investition, die Sie heute in Ihre Gesundheit tätigen, danken.

## Anhang: Zusätzliche Ressourcen

Zusätzlich zu der zuvor bereitgestellten empfohlenen Leseliste finden Sie hier einige zusätzliche Ressourcen, die Sie auf Ihrem Weg zur Bewältigung von Prädiabetes und zur Verbesserung Ihrer Gesundheit unterstützen:

1. **Internetquellen:**

   - American Diabetes Association (ADA): Die ADA-Website bietet eine Fülle von Informationen zu Diabetes, Prädiabetes, Ernährung, körperlicher Aktivität und mehr. Besuchen www.diabetes.org für Ressourcen, Artikel, Rezepte und Support.

- Centers for Disease Control and Prevention (CDC): Das CDC stellt evidenzbasierte Ressourcen und Tools für die Diabetesprävention und -behandlung bereit. Entdecken Sie ihre Website unter www.cdc.gov/diabetes für Lehrmaterialien, Statistiken und Programme.

- National Institute of Diabetes and Digestive and Kidney Diseases (NIDDK): Das NIDDK bietet Ressourcen, Forschungsaktualisierungen und klinische Leitlinien im Zusammenhang mit Diabetes und Prädiabetes. Besuchen www.niddk.nih.gov für umfassende Informationen und Veröffentlichungen.

2. **Mobile Apps:**

- MyFitnessPal: Mit dieser beliebten App können Sie Ihre Nahrungsaufnahme, Ihr Training und Ihr Gewicht verfolgen und so Ihre Gesundheitsziele im Auge behalten.

- Glucose Buddy: Glucose Buddy wurde für Personen mit Diabetes oder Prädiabetes entwickelt und hilft Ihnen dabei, Ihren Blutzuckerspiegel, Medikamente, Mahlzeiten und mehr zu verfolgen.

- Fooducate: Fooducate hilft Ihnen, gesündere Lebensmittel zu wählen, indem es Nährwertinformationen, Produktbewertungen und personalisierte Empfehlungen bereitstellt.

3. **Kochbücher und Rezept-Websites:**

- Diabetes Food Hub: Diabetes Food Hub wurde von der American Diabetes Association entwickelt und bietet eine umfangreiche Sammlung diabetesfreundlicher Rezepte, Speisepläne und Kochtipps. Besuchenwww.diabetesfoodhub.org ihre Ressourcen zu erkunden.

- Das Diabetiker-Kochbuch: Dieses Kochbuch enthält köstliche und nahrhafte Rezepte, die speziell für Menschen mit Diabetes oder Prädiabetes entwickelt wurden und sich auf ausgewogene Mahlzeiten und Snacks konzentrieren.

- Cooking Light: Cooking Light bietet eine Vielzahl gesunder Rezepte, Kochtipps und Speisepläne, die für Personen geeignet sind, die ihr Gewicht, ihren Blutzucker und ihre allgemeine Gesundheit in den Griff bekommen möchten.

4. **Selbsthilfegruppen und Gemeinschaften:**

- Diabetes-Selbsthilfegruppen: Der Beitritt zu einer lokalen Diabetes-Selbsthilfegruppe oder einer Online-Community kann wertvolle Unterstützung durch Gleichaltrige, Ermutigung und praktische Ratschläge von anderen bieten, die ebenfalls mit Prädiabetes oder Diabetes zu kämpfen haben.

- Gesundheits- und Wellness-Workshops: Viele Gemeindezentren, Krankenhäuser und

Gesundheitsorganisationen bieten Workshops und Kurse zu Ernährung, Bewegung, Stressbewältigung und anderen Themen im Zusammenhang mit der Behandlung von Prädiabetes und der Verbesserung der Gesundheit an.

5. **Medizinische Fachkräfte:**

- Registrierte Ernährungsberater/Ernährungsberater: Wenden Sie sich an einen registrierten Ernährungsberater oder Ernährungsberater, um eine personalisierte Ernährungsberatung, Unterstützung bei der Essensplanung und Ernährungsempfehlungen zu erhalten, die auf Ihre individuellen Bedürfnisse und Vorlieben zugeschnitten sind.

- Certified Diabetes Educators (CDEs): CDEs sind medizinische Fachkräfte, die auf die Aufklärung und Behandlung von Diabetes spezialisiert sind. Sie können Aufklärung, Unterstützung und Anleitung zur Behandlung von Prädiabetes, zur Blutzuckerüberwachung, zum Medikamentenmanagement und zur Änderung des Lebensstils bieten.

Diese zusätzlichen Ressourcen ergänzen die in diesem Leitfaden bereitgestellten Informationen und können Sie bei Ihren Bemühungen, Prädiabetes zu bewältigen und eine optimale Gesundheit zu erreichen, weiter unterstützen. Entdecken Sie diese Ressourcen, suchen Sie nach der Unterstützung und Anleitung, die Sie benötigen, und unternehmen Sie weiterhin proaktive Schritte in Richtung einer gesünderen Zukunft.

# Prädiabetisches Kochbuch für Anfänger 2024

<u>**Literatur-Empfehlungen**</u>

1. *Der Prädiabetes-Diätplan: Wie man Prädiabetes umkehren und Diabetes durch gesunde Ernährung und Bewegung vorbeugen kann* von Hillary Wright

2. *Die Blutzuckerlösung: Das UltraHealthy-Programm zum Abnehmen, zur Vorbeugung von Krankheiten und zum Wohlfühlen!* von Mark Hyman, MD

3. *Das Ende von Diabetes: Der Eat to Live-Plan zur Vorbeugung und Umkehrung von Diabetes* von Joel Fuhrman, MD

4. *Das Kochbuch und der Aktionsplan für Typ-2-Diabetiker: Ein dreimonatiger Kickstart-Leitfaden für ein gutes Leben mit Typ-2-Diabetes* von Martha McKittrick RD, CDN

5. *Der Diabetes-Kodex: Typ-2-Diabetes auf natürliche Weise verhindern und rückgängig machen* von Dr. Jason Fung

6. *Diabetes-Mahlzeitplanung und Ernährung für Dummies* von Toby Smithson, Alan L. Rubin

7. *Das Low-Carb-Diabetes-Lösungskochbuch: Typ-2-Diabetes vorbeugen und heilen mit 200 Ultra-Low-Carb-Rezepten* von Dana Carpender

8. *Das komplette Diabetes-Kochbuch: Die gesunde Art, die Lebensmittel zu essen, die Sie lieben* von America's Test Kitchen

9. *Das unverzichtbare Diabetes-Kochbuch: Gute gesunde Ernährung aus aller Welt* von Antony Worrall Thompson

10. *Die Insulinresistenz-Diät für PCOS: Ein 4-wöchiger Ernährungsplan und ein Kochbuch zum Abnehmen, zur Steigerung der Fruchtbarkeit und zur Bekämpfung von Entzündungen* von Tara Spencer

Diese Ressourcen bieten wertvolle Erkenntnisse, Ernährungspläne, Rezepte und Lebensstilstrategien zur Behandlung von Prädiabetes und zur Verhinderung des Fortschreitens zu Typ-2-Diabetes. Egal, ob Sie nach praktischen Tipps zu Ernährung, Bewegung oder allgemeiner Gesundheit und Wohlbefinden suchen, diese Bücher bieten fachkundige Anleitung und Unterstützung, um Ihnen beim Erreichen Ihrer Gesundheitsziele zu helfen.

### <u>Online-Selbsthilfegruppen und Communities</u>

Der Beitritt zu Online-Selbsthilfegruppen und Communities kann wertvolle Ermutigung, Informationen und Kameradschaft auf Ihrem Weg zur Bewältigung von Prädiabetes bieten. Hier sind einige beliebte Online-Plattformen, auf denen Sie mit anderen, die vor ähnlichen Herausforderungen stehen, in Kontakt treten und Erfahrungen austauschen können:

1. **Diabetes.co.uk-Forum:** Dieses Forum bietet eine unterstützende Community für Personen mit Diabetes, Prädiabetes und verwandten Erkrankungen. Sie können Fragen stellen, Ratschläge austauschen und mit anderen in Kontakt treten, die verstehen, was Sie gerade durchmachen. Besuchen Sie: www.diabetes.co.uk/forum/

2. **IhrDiabetes:** TuDiabetes ist eine Online-Community für Menschen, die von Diabetes betroffen sind, einschließlich Menschen mit Prädiabetes, Typ-1-Diabetes, Typ-2-Diabetes und deren Betreuer. Es bietet Foren, Gruppen, Blogs und Ressourcen zur Unterstützung und Stärkung der Mitglieder. Besuchen:www.tudiabetes.org/

3. **MyFitnessPal-Community:** Die Community-Foren von MyFitnessPal bieten eine Plattform für Personen, die sich für Gesundheit, Fitness und Ernährung interessieren, um Kontakte zu knüpfen und sich gegenseitig zu unterstützen. Sie finden spezielle Gruppen zu den Themen Prädiabetes, Diabetesmanagement, gesunde Ernährung und mehr. Besuchen:www.myfitnesspal.com/

4. **Gesundheit freigeschaltet:** HealthUnlocked beherbergt eine Vielzahl gesundheitsbezogener Communities, darunter auch solche, die sich auf Diabetes und Prädiabetes konzentrieren. Wenn Sie diesen Communities beitreten, können Sie Fragen stellen, Erfahrungen austauschen und Unterstützung von Kollegen und medizinischen Fachkräften finden.
Besuchen:www.healthunlocked.com/

5. **Reddit-Diabetes-Community:** Die Diabetes-Community von Reddit (r/diabetes) ist ein Ort für Diskussionen, Fragen und Unterstützung im Zusammenhang mit allen Arten von Diabetes, einschließlich Prädiabetes. Es ist eine einladende und aktive Community, in der Sie mit anderen in Kontakt treten können, die sich mit den Herausforderungen der Blutzuckerkontrolle auskennen. Besuchen:www.reddit.com/r/diabetes/

6. **Facebook-Gruppen:** Viele Facebook-Gruppen widmen sich der Unterstützung und Aufklärung zu Diabetes und Prädiabetes. Suchen Sie nach Gruppen mit Schlüsselwörtern wie „Prä-Diabetes", „Diabetes-Unterstützung" oder „Blutzuckermanagement", um Communities zu finden, die bei Ihnen Anklang finden.

Denken Sie beim Beitritt zu Online-Selbsthilfegruppen und Communities daran, die Privatsphäre anderer zu respektieren, die Community-Richtlinien einzuhalten und die Richtigkeit der weitergegebenen Informationen zu überprüfen. Diese Gemeinschaften können wertvolle Quellen der Ermutigung, Motivation und Stärkung sein, wenn Sie an der Behandlung von Prädiabetes und der Verbesserung Ihrer Gesundheit arbeiten.

## Glossar der Begriffe

Um das Verständnis der Terminologie im Zusammenhang mit Prädiabetes und Diabetesmanagement zu erleichtern, finden Sie hier ein Glossar häufig verwendeter Begriffe:

1. **Prä-Diabetes:** Eine Erkrankung, die durch einen über dem Normalwert liegenden Blutzuckerspiegel gekennzeichnet ist, der jedoch nicht hoch genug ist, um als Diabetes eingestuft zu werden. Es gilt als Vorstufe von Typ-2-Diabetes und als Warnsignal für vorbeugende Maßnahmen.

2. **Typ 2 Diabetes:** Eine chronische Erkrankung, die die Art und Weise beeinträchtigt, wie der Körper Zucker (Glukose) verstoffwechselt, was zu einem erhöhten Blutzuckerspiegel führt. Sie entwickelt sich typischerweise im Laufe der Zeit und ist oft mit Lebensstilfaktoren wie Fettleibigkeit, schlechter Ernährung und mangelnder körperlicher Aktivität verbunden.

3. **Blutzucker:** Die wichtigste Zuckerart im Blutkreislauf. Glukose ist die Hauptenergiequelle des Körpers und wird aus der Nahrung gewonnen, die wir essen. Der Blutzuckerspiegel wird durch Insulin reguliert, ein Hormon, das von der Bauchspeicheldrüse produziert wird.

4. **Insulin:** Ein von der Bauchspeicheldrüse produziertes Hormon, das hilft, den Blutzuckerspiegel zu regulieren, indem es die Aufnahme von Glukose in die Zellen zur Energiegewinnung erleichtert. Bei Diabetikern produziert der Körper entweder nicht

genügend Insulin oder die Zellen werden resistent gegen die Wirkung, was zu einem erhöhten Blutzuckerspiegel führt.

5. **HbA1c (glykiertes Hämoglobin):** Ein Maß für den durchschnittlichen Blutzuckerspiegel der letzten 2–3 Monate. Es gibt einen Hinweis auf eine langfristige Blutzuckerkontrolle und dient der Diagnose und Überwachung von Diabetes und Prädiabetes.

6. **Kohlenhydrate:** Ein Makronährstoff, der in Lebensmitteln wie Getreide, Obst, Gemüse und Milchprodukten vorkommt. Kohlenhydrate werden bei der Verdauung in Glukose zerlegt und haben den größten Einfluss auf den Blutzuckerspiegel.

7. **Proteine:** Ein Makronährstoff, der in Lebensmitteln wie Fleisch, Geflügel, Fisch, Eiern, Bohnen und Tofu vorkommt. Proteine sind für den Aufbau und die Reparatur von Gewebe unerlässlich und haben keinen wesentlichen Einfluss auf den Blutzuckerspiegel.

8. **Fette:** Ein Makronährstoff, der in Lebensmitteln wie Ölen, Butter, Nüssen, Samen und fettem Fleisch vorkommt. Fette liefern Energie, unterstützen die Zellfunktion und helfen bei der Aufnahme fettlöslicher Vitamine. Sie haben nur minimale direkte Auswirkungen auf den Blutzuckerspiegel.

9. **Faser:** Eine Kohlenhydratart, die in pflanzlichen Lebensmitteln wie Obst, Gemüse, Vollkornprodukten und Hülsenfrüchten vorkommt. Ballaststoffe helfen bei der Regulierung des Blutzuckerspiegels, fördern das Sättigungsgefühl und unterstützen die Gesundheit des Verdauungssystems.

10. **Teil Kontrolle:** Die Praxis, Portionsgrößen zu mäßigen, um die Kalorienaufnahme zu steuern und den Blutzuckerspiegel zu regulieren. Dabei geht es darum, auf die Portionsgrößen zu achten und übermäßiges Essen zu vermeiden.

11. **Physische Aktivität:** Jede Form von Bewegung, die die Muskeln des Körpers beansprucht und Kalorien verbrennt. Regelmäßige körperliche Aktivität trägt dazu bei, die Insulinsensitivität zu verbessern, den Blutzuckerspiegel zu senken und die allgemeine Gesundheit zu erhalten.

12. **Stressbewältigung:** Techniken und Praktiken, die darauf abzielen, Stress abzubauen und Entspannung zu fördern. Chronischer Stress kann sich negativ auf den Blutzuckerspiegel und die allgemeine Gesundheit auswirken, weshalb Stressbewältigung ein wesentlicher Bestandteil der Behandlung von Diabetes und Prädiabetes ist.

13. **Schlafqualität:** Die Dauer und Tiefe des Schlafes während der Nacht. Eine schlechte Schlafqualität kann die Hormonregulierung stören, das Stressniveau erhöhen und die Blutzuckerkontrolle beeinträchtigen.

14. **Blutdruck:** Die Kraft des Blutes gegen die Wände der Arterien, während das Herz es durch den Körper pumpt. Hoher Blutdruck (Hypertonie) ist eine häufige Begleiterkrankung von Diabetes und Prädiabetes und kann das Risiko kardiovaskulärer Komplikationen erhöhen.

15. **Cholesterin:** Eine im Blut vorkommende Fettsubstanz, die für den Zellaufbau und die Produktion von Hormonen unerlässlich ist.

Hohe Werte an LDL-Cholesterin („schlechtes" Cholesterin) und Triglyceriden können das Risiko einer Herzerkrankung bei Diabetikern erhöhen.

16. **Glukoseüberwachung:** Der Prozess der Messung des Blutzuckerspiegels mit einem Blutzuckermessgerät oder einem System zur kontinuierlichen Glukoseüberwachung (CGM). Für Menschen mit Diabetes ist eine regelmäßige Überwachung unerlässlich, um ihren Blutzuckerspiegel zu beurteilen und fundierte Entscheidungen über Medikamente, Ernährung und körperliche Aktivität zu treffen.

17. **Insulinresistenz:** Ein Zustand, bei dem die Körperzellen weniger auf die Wirkung von Insulin reagieren, was zu einem erhöhten Blutzuckerspiegel führt. Insulinresistenz ist ein Kennzeichen von Typ-2-Diabetes und geht häufig der Entwicklung der Krankheit voraus.

18. **Metformin:** Ein häufig verschriebenes Medikament zur Behandlung von Typ-2-Diabetes. Metformin reduziert die Glukoseproduktion in der Leber, verbessert die Insulinsensitivität und senkt den Blutzuckerspiegel.

19. **A1c-Ziel:** Der empfohlene Zielbereich für HbA1c-Werte bei Personen mit Diabetes. Ein niedrigerer A1c-Zielwert weist auf eine bessere Blutzuckerkontrolle hin und verringert das Risiko diabetesbedingter Komplikationen.

20. **Hyperglykämie:** Hoher Blutzuckerspiegel, der über den normalen Bereich hinausgeht. Hyperglykämie kann auftreten, wenn der

Körper zu wenig Insulin produziert oder wenn Insulin den Blutzuckerspiegel nicht senkt.

21. **Hypoglykämie:** Niedriger Blutzuckerspiegel unterhalb des normalen Bereichs. Hypoglykämie kann durch übermäßigen Insulinkonsum, verspätete oder verpasste Mahlzeiten oder anstrengende körperliche Aktivität verursacht werden. Es kann Symptome wie Zittern, Verwirrtheit und Schwindel verursachen.

22. **Ketone:** Nebenprodukte des Fettstoffwechsels, die sich im Blut ansammeln, wenn der Insulinspiegel niedrig ist, beispielsweise während Fastenphasen oder bei unkontrolliertem Diabetes. Hohe Ketonspiegel können zu diabetischer Ketoazidose (DKA) führen, einer lebensbedrohlichen Komplikation von Diabetes.

23. **Kohlenhydratzählung:** Eine Methode zur Essensplanung, bei der die in jeder Mahlzeit aufgenommenen Gramm Kohlenhydrate erfasst und die Insulindosen entsprechend angepasst werden. Das Zählen von Kohlenhydraten hilft Menschen mit Diabetes, ihren Blutzuckerspiegel effektiver zu kontrollieren.

24. **Glykämischer Index (GI):** Eine Skala, die kohlenhydrathaltige Lebensmittel nach ihrer Wirkung auf den Blutzuckerspiegel einordnet. Lebensmittel mit einem hohen GI führen zu einem schnellen Anstieg des Blutzuckers, während Lebensmittel mit einem niedrigen GI zu einem langsameren, allmählicheren Anstieg führen.

25. **Diabetesberater:** Eine medizinische Fachkraft mit Ausbildung in Diabetesaufklärung und -management. Diabetesberater bieten

individuelle Beratung zur Essensplanung, zum Medikamentenmanagement, zur Blutzuckerüberwachung und zur Änderung des Lebensstils, um Menschen mit Diabetes dabei zu helfen, optimale Gesundheitsergebnisse zu erzielen.

26. **Pankreas:** Ein Organ hinter dem Magen, das Insulin und andere Verdauungsenzyme produziert. Bei Personen mit Typ-1-Diabetes produziert die Bauchspeicheldrüse aufgrund der autoimmunen Zerstörung der insulinproduzierenden Zellen kein Insulin.

27. **Periphere Neuropathie:** Eine häufige Komplikation bei Diabetes, die durch Nervenschäden gekennzeichnet ist und häufig die Extremitäten wie Füße und Hände betrifft. Periphere Neuropathie kann Symptome wie Taubheitsgefühl, Kribbeln und Schmerzen verursachen.

28. **Retinopathie:** Eine Komplikation von Diabetes, die die Blutgefäße in der Netzhaut betrifft und unbehandelt zu Sehstörungen und möglicherweise zur Erblindung führt. Regelmäßige Augenuntersuchungen sind für die Früherkennung und Behandlung einer diabetischen Retinopathie unerlässlich.

29. **Nephropathie:** Nierenschäden durch Diabetes, die zu einer Beeinträchtigung der Nierenfunktion und einem erhöhten Risiko für Nierenversagen führen. Die Überwachung der Nierenfunktion durch regelmäßige Blut- und Urintests ist für die Früherkennung und Behandlung einer diabetischen Nephropathie von entscheidender Bedeutung.

30. **Koronare Herzkrankheit (KHK):** Ein Zustand, der durch eine Verengung oder Verstopfung der Herzkranzgefäße gekennzeichnet ist, die den Herzmuskel mit Blut versorgen. Personen mit Diabetes haben ein höheres Risiko, eine koronare Herzkrankheit zu entwickeln, und benötigen möglicherweise eine aggressive Behandlung kardiovaskulärer Risikofaktoren.

31. **HDL-Cholesterin (High-Density-Lipoprotein):** HDL wird oft als „gutes" Cholesterin bezeichnet und trägt dazu bei, überschüssiges Cholesterin aus dem Blutkreislauf zu entfernen und das Risiko von Herzerkrankungen zu verringern.

32. **LDL-Cholesterin (Low-Density-Lipoprotein):** LDL, bekannt als „schlechtes" Cholesterin, kann sich in den Arterien ansammeln und zur Arteriosklerose beitragen, wodurch das Risiko für Herzerkrankungen steigt.

33. **Triglyceride:** Eine im Blut vorkommende Fettart, die bei erhöhten Werten das Risiko einer Herzerkrankung erhöhen kann. Triglyceride werden durch Ernährung, körperliche Aktivität und Genetik beeinflusst.

34. **Arteriosklerose:** Ein Zustand, der durch die Bildung von Plaque (bestehend aus Cholesterin, Fett, Kalzium und anderen Substanzen) in den Arterien gekennzeichnet ist, was zu einer Verengung und Verhärtung der Arterien führt. Arteriosklerose ist eine häufige Komplikation von Diabetes und ein Hauptrisikofaktor für Herzerkrankungen.

35. **Herz-Kreislauf-Erkrankungen (CVD):** Eine Gruppe von Erkrankungen, die das Herz und die Blutgefäße betreffen, darunter koronare Herzkrankheit, Herzinfarkt, Schlaganfall und periphere arterielle Verschlusskrankheit. Personen mit Diabetes haben ein erhöhtes Risiko, an Herz-Kreislauf-Erkrankungen zu erkranken.

36. **Hyperlipidämie:** Erhöhte Lipidwerte (Cholesterin und Triglyceride) im Blut, was das Risiko für Herz-Kreislauf-Erkrankungen erhöhen kann. Hyperlipidämie kommt bei Menschen mit Diabetes häufig vor und erfordert eine Behandlung durch Änderungen des Lebensstils und Medikamente.

37. **Polyurie:** Übermäßiges Wasserlassen, oft begleitet von erhöhtem Durst und erhöhter Flüssigkeitsaufnahme. Polyurie kann ein Symptom eines unkontrollierten Diabetes aufgrund eines erhöhten Blutzuckerspiegels sein.

38. **Polydipsie:** Übermäßiger Durst, der häufig auf Dehydrierung aufgrund von Polyurie oder erhöhtem Blutzuckerspiegel bei Diabetes zurückzuführen ist.

39. **Polyphagie:** Übermäßiger Hunger oder gesteigerter Appetit werden häufig bei Personen mit unkontrolliertem Diabetes beobachtet, da der Körper nicht in der Lage ist, Glukose effektiv zu verwerten.

40. **Diabetische Ketoazidose (DKA):** Eine lebensbedrohliche Komplikation von Diabetes, die durch hohe Ketonwerte im Blut, metabolische Azidose und Hyperglykämie gekennzeichnet ist. DKA tritt am häufigsten bei Personen mit Typ-1-Diabetes auf,

kann aber unter bestimmten Umständen auch bei Personen mit Typ-2-Diabetes auftreten.

41. **Hyperosmolarer hyperglykämischer Zustand (HHS):** Eine schwerwiegende Komplikation von Diabetes, die durch schwere Hyperglykämie, Dehydrierung und veränderten Geisteszustand gekennzeichnet ist. HHS betrifft vor allem Menschen mit Typ-2-Diabetes und wird häufig durch eine Krankheit oder Infektion ausgelöst.

42. **Glucagon:** Ein von der Bauchspeicheldrüse produziertes Hormon, das den Blutzuckerspiegel erhöht, indem es die Leber dazu anregt, gespeicherte Glukose freizusetzen. Glucagon wirkt gegen Insulin und spielt eine entscheidende Rolle bei der Aufrechterhaltung des Blutzuckergleichgewichts.

43. **Kontinuierliche Glukoseüberwachung (CGM):** Eine Methode zur kontinuierlichen Überwachung des Blutzuckerspiegels tagsüber und nachts mithilfe eines kleinen Sensors, der unter die Haut eingeführt wird. CGM-Systeme liefern Glukosewerte und -trends in Echtzeit und helfen Diabetikern dabei, ihr Behandlungsschema rechtzeitig anzupassen.

44. **Diabetes-Managementplan:** Ein personalisierter Plan, der in Zusammenarbeit mit Gesundheitsdienstleistern entwickelt wurde, um die Blutzuckerkontrolle zu optimieren, Komplikationen vorzubeugen und die allgemeine Gesundheit von Personen mit Diabetes zu fördern. Der Plan umfasst in der Regel Medikamentenmanagement, Essensplanung, Empfehlungen zu

körperlicher Aktivität, Blutzuckerüberwachung und regelmäßige ärztliche Untersuchungen.

45. **Sulfonylharnstoffe:** Eine Klasse oraler Medikamente zur Senkung des Blutzuckerspiegels bei Personen mit Typ-2-Diabetes. Sulfonylharnstoffe stimulieren die Insulinsekretion aus der Bauchspeicheldrüse und können allein oder in Kombination mit anderen Diabetes-Medikamenten angewendet werden.

46. **Thiazolidindione (TZDs):** Eine Klasse oraler Medikamente zur Verbesserung der Insulinsensitivität und Senkung des Blutzuckerspiegels bei Personen mit Typ-2-Diabetes. TZDs wirken, indem sie die Reaktion des Körpers auf Insulin verstärken und die Glukoseproduktion in der Leber reduzieren.

47. **Alpha-Glucosidase-Inhibitoren:** Eine Klasse oraler Medikamente, die dazu dienen, die Aufnahme von Kohlenhydraten aus dem Verdauungstrakt zu verlangsamen und den Blutzuckerspiegel nach der Mahlzeit bei Personen mit Typ-2-Diabetes zu senken. Alpha-Glucosidase-Hemmer wirken, indem sie Enzyme hemmen, die Kohlenhydrate in Glukose spalten.

48. **Meglitinide:** Eine Klasse oraler Medikamente zur Stimulierung der Insulinsekretion aus der Bauchspeicheldrüse und zur Senkung des Blutzuckerspiegels bei Personen mit Typ-2-Diabetes. Meglitinide werden vor den Mahlzeiten eingenommen, um die Kontrolle postprandialer Glukosespitzen zu unterstützen.

49. **Inkretinbasierte Therapien:** Eine Klasse von Medikamenten, die die Wirkung von Inkretinhormonen im Körper nachahmen, die die

Insulinsekretion stimulieren und die Glucagonproduktion als Reaktion auf Mahlzeiten hemmen. Inkretinbasierte Therapien umfassen GLP-1-Rezeptoragonisten und DPP-4-Inhibitoren und werden zur Senkung des Blutzuckerspiegels bei Personen mit Typ-2-Diabetes eingesetzt.

50. **Medizinische Ernährungstherapie (MNT):** Ein evidenzbasierter Ansatz zur Behandlung von Diabetes und anderen Erkrankungen durch personalisierte Ernährungsberatung und Essensplanung. MNT zielt darauf ab, die Blutzuckerkontrolle zu optimieren, die allgemeinen Gesundheitsergebnisse zu verbessern und diabetesbedingten Komplikationen vorzubeugen.

Dieses Glossar vermittelt ein grundlegendes Verständnis der Schlüsselbegriffe im Zusammenhang mit Prädiabetes und Diabetesmanagement. Wenn Sie auf unbekannte Begriffe oder Konzepte stoßen, schlagen Sie zur Klärung noch einmal in diesem Glossar nach.